大人女子の悩みを解決する
オキシトシンと子宮ケア

子宮を愛してあげよう

産婦人科専門医
山村菜実
Nami Yamamura

現代書林

はじめに——

大人女子が幸せになるための2つの鍵

30代は女性の分岐点。

これは私が日々、多くの女性を診察して切実に感じることです。

20代までは自分のやりたいことをして、人生をエンジョイしていいのです。

20代は一番自分のことに時間を費やせる年代です。だから、やりたいことはなんでもやったほうがいいと思います。


でも**30代になると、そろそろ「この先」が気になりはじめます。**

結婚するのか、シングルでいるのか。

出産するのか、しないのか。

出産するとしても、仕事は続けるのか、いったん中断するのか……。

人生の分岐点がやってくるのです。
どの道を選択するかはもちろん人それぞれで、どの選択であっても尊重されるべきですが、やはり30代は20代とは違ってきます。

✦大人女子はみんな、心と体の悩みを抱えている

私は人の話を聞くのが好きで、患者さんにも一人ひとりに時間をかけたいタイプです。しかし患者さんがたくさんいらっしゃるときはそうもいきません。それでも、初診だけは30分の時間をかけて、患者さんの悩みをじっくりうかがうようにしています。

ありがたいことに、患者さんからは「先生は話しやすいから、つい悩みも打ち明けてしまいます」と言っていただくことも多くあります。

最初はお肌の悩み、不調に対する悩みを訴えていても、よくよく話をうかがうと
「体力が続かない。この先が不安」

「子育てと仕事の両立がきつい」

など、今の状況に対する不安、悩みを口にされる方も多いです。

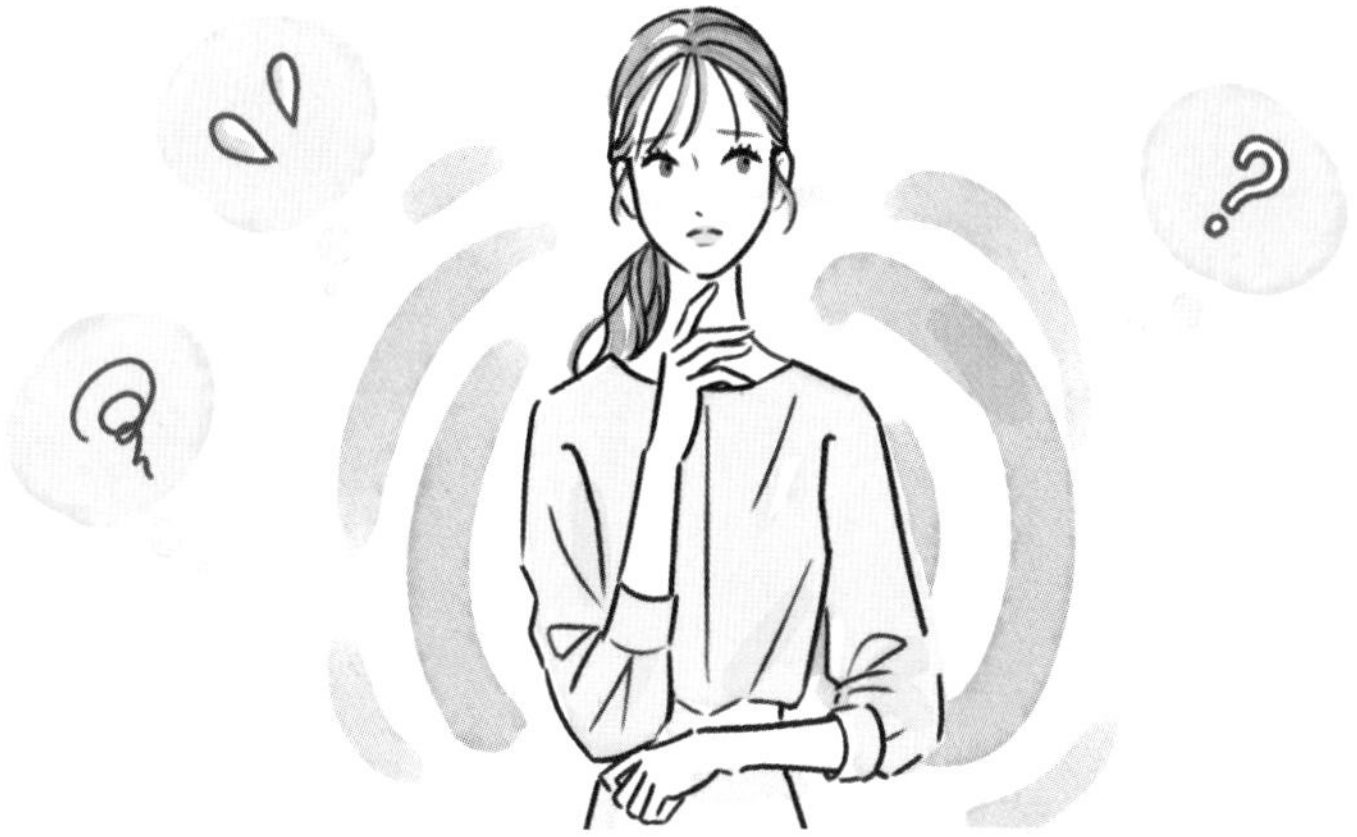

特に30代を中心とする大人女子は、多くの方が心と体に不調を抱えていらっしゃいます。**30代は、仕事で責任がグッと増す時期です。20代と違って、体力の衰えも徐々に感じはじめる年代**でもあります。

子どもを持てば子育てはやはり体力勝負ですし、仕事では役職についたり、指導者的な立場になるなど、責任がどんどん重くなっていきます。

特に、**子育てをしながら仕事を続けるのは大変なこと**です。子育てという大きな責任感、仕事との両立、家族関係など、大きなストレスを抱えながら、どなたも必死に頑張っていらっしゃいます。私自身も経験したことなので本当によくわかります。

そうなると**心身ともに負担が大きくなって、**

体調を崩したり、メンタルの不調を訴えるケースが増えてきます。それが30代になると顕著に起こりはじめます。

それなのに**心と体のトラブルを相談できる人や機会が少なく、一人で悩んでいる方がとても多い**のです。

30代からの大人女子は、悩み多き世代なのです。

あらためまして、自己紹介をします。

私は産婦人科専門医、アンチエイジング専門医、産業医の資格を取得し、美容皮膚科、美容外科、美容婦人科として東京美容クリニックを開設しました。現在は明治から１２０年の歴史を持ち、日本で一番古い産婦人科病院である医療法人財団小畑会浜田病院の理事長と、東京美容クリニックの理事長を務めています。

もともとは**産婦人科医として医師のキャリアをスタート**させましたが、日々、診察を行う中で、**産婦人科だけではお応えできない悩みがあることに気づきました。**

たとえば婦人科がんの治療をされていて、化学療法で髪の毛が抜けてしまったり、放射線療法で肌が荒れたりして悩んでいる方は少なくありません。

そうなると**「もっとその悩みに寄り添って差し上げたい」**という気持ちが湧いてきます。

やはり女性にとって見た目ってすごく重要で、**見た目がきれいになれば気持ちも明るくなりますよね。**それは疾患を抱えている人もそうでない人も同じだと思います。

そこで、**美容皮膚科医として勉強をはじめました。**

また、病気のある人はどうしても気持ちが落ち込みがちですよね。そこで**メンタル面のサポートをして差し上げたいと考え、産業医の資格**も取りました。

もっと女性の悩みに寄り添って、よりよい解決策を提示してあげたいと考え、**アンチエイジング専門医**と、さらに専門を増やしていった結果、たくさんの肩書がついてしまいました(笑)。

いろいろな専門医や資格を取ってよかったと思うことは、どんな悩みでも応えて差し上げられることです。

お話を聞いて「それは専門外なので別の科を受診してください」と言うのではなく、ワンストップで解決することができれば、患者さんにとってそれに越したことはないと思うのです。

✦すべての女性を応援したい！

頑張っていらっしゃる女性を応援したい、みなさんに笑顔になってもらいたいという思いが私には常にあります。

もちろんクリニックに来ていただければ話を聞いて必要な治療もできますが、**もっと広く、みなさんに「幸せ効果」を得てもらう方法はないか**と考えたことが、本書を書くモチベーションになりました。

私自身、医学部を卒業し、研修医として激務過ぎる日々を送った結果、あっという間に20代は終わってしまいました。

30代に入り、医師として自立して、**それなりにキャリアを積んでくると、ふと結婚・出産のことが気になりはじめました。**

「もうこのまま一人でいようかな」「でも子どもはほしいし……」と葛藤が生まれました。

そんなときに、これも縁だったのでしょうか、学生時代に交際していた夫と再会して結婚することになりました。

結婚後、子どもが生まれて、**子育てをしながら医師としての仕事を続けてきましたが、20代**

と30代の体力の違いは身をもって体感しましたし、ストレスなどによるメンタルの不調も理解できます。

大人女子が幸せになるために必要な「2つのこと」

30代を中心とした大人女子に、自分でできるケアで幸せ効果を得ていただく方法は何かと考えたとき、「2つのこと」が決め手だと行きつきました。

それは**「オキシトシン」**と**「子宮のケア」**です。

「オキシトシンって、何?」と思われた方もいらっしゃるかもしれませんね。

「オキシトシン」は妊娠・出産に関わるホルモンですが、男女問わず誰にでもあるものです。別名**「幸せホルモン」**とも呼ばれ、**このホルモンが増えることで不安やストレスが軽減し、ポジティブな気分になる**ことができます。

さらに、**ダイエット効果があったり、お肌が若々しくなる**のですから、うまく活用しない手はありません。

オキシトシンの増やし方は、とっても簡単。

セルフマッサージでも増えますし、ぬいぐるみを抱きしめたり、推し活をすることでも分泌されます。

オキシトシンという「幸せホルモン」は、大人女子の強い味方です。


そして**「子宮のケア」**。

これは子宮と向き合い、子宮を大事にするためのケアのことです。生理をもっと快適に過ごす方法や膣を含めた外陰部のケア、女性特有の悩みを解消することも含みます。

「フェムケア」や「フェムキュア」についてもお伝えしていきます。


この2つこそが、大人女子を幸せにする鍵を握ると思っています。

大人女子は、自分で自分を幸せにしよう

私が今、つくづく感じるのは、**幸せというのは待っていても与えられない**ということです。

誰だって、それぞれいろいろな事情や悩みはあると思います。仕事や子育てがうまくいかなかったり、人間関係で悩んでいたり……。

だからこそ、**大人女子は自分で自分をいたわってあげること、ケアしてあげることが重要な**のです。

自分を大事にしてあげられるのは自分しかいません。

幸せは自分でつくるもの。そのためには情報も必要だし、ときには医療の力を借りることもあっていいと思います。

選択の可能性を広げることによって、より快適な状態をつくり出すことができるはずです。

本書は「オキシトシンの増やし方」「子宮のケア」を通して、大人女子の悩みを解決し、より快適に毎日を送っていただくための情報やヒントをたくさん盛り込みました。

ぜひあなたの健康と幸せのバイブルとして、手もとに置いていただけたらうれしいです。

２０２４年９月

医療法人財団小畑会浜田病院・東京美容クリニック理事長

山村菜実

Contents

Part 2

とっても簡単！「幸せホルモン」オキシトシンを増やす生活

Part 3

もっと子宮を愛してあげよう

Part 4

子宮を愛してあげるために知っておきたい「フェムケア」と「フェムキュア」

女性特有の相談しづらい悩みは、医療で解決できる　078

女性性機能障害（FSD）を知っていますか？　088

Part 5

大人女子は忙しい。でも「きれいをあきらめる」のはもったいない

Part 1

「幸せホルモン」オキシトシンで心と体を整えよう

大人女子の強い味方「オキシトシン」

心を穏やかにして、お肌もきれいにしてくれるオキシトシン

悩める大人女子におすすめしたいのが**「オキシトシンを味方にすること」**です。
なぜなら、オキシトシンを味方につけることで**やさしい気持ち、幸せな気持ちになることができ、なおかつダイエット効果やお肌がきれいになるなど、心と体にプラスの効果がいろいろある**からなのです。

では、このオキシトシンとは一体どんなものでしょうか。

オキシトシンはホルモンの一種。化学的には9つのアミノ酸で構成されたタンパク質で、脳でつくられる神経伝達物質（神経ホルモン）の一種です。
オキシトシンが発見されたのは1906年のこと。イギリスの学者・ヘンリー・デール博

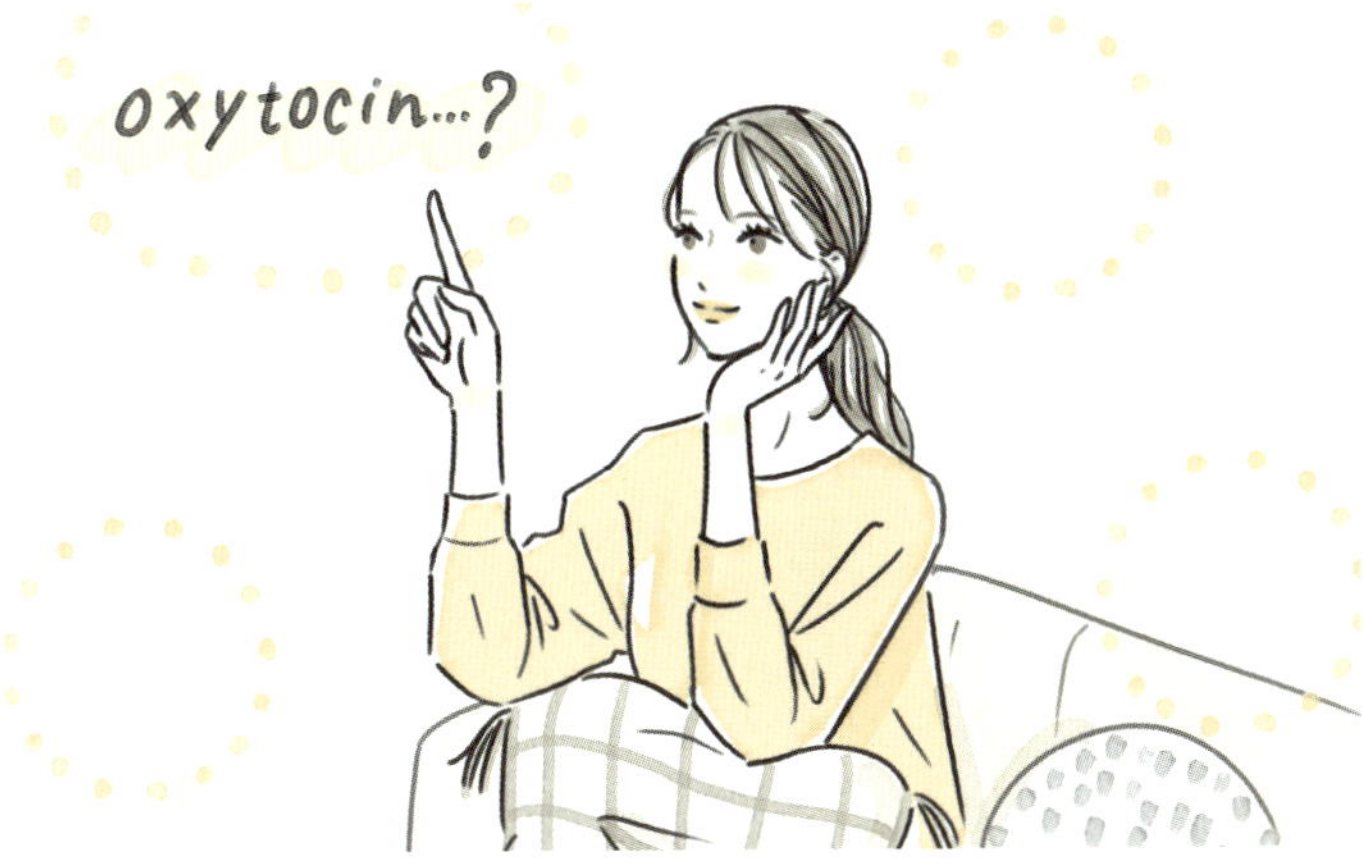

士が「出産を促進する物質」として発見し、ギリシャ語で「速いお産」という意味の「オキシトシン」と命名しました。さらにその数年後、オキシトシンに母乳の分泌を促進する作用があることもわかりました。

出産・授乳に関わるということで、長年女性特有のホルモンと考えられてきましたが、近年になって、実はオキシトシンは男女問わず分泌されることがわかったのです。

オキシトシンはなぜ「幸せホルモン」と呼ばれるのか

オキシトシンの働きは、出産・授乳以外にも実にたくさんあります。

中でも、**不安を鎮めて安らぎを感じる効果、**

ポジティブな気分になる効果、人と人との信頼感や絆を深める効果に注目が集まっています。

それが**「幸せホルモン」「愛情ホルモン」**と言われるゆえんです。

生命の誕生に欠かせないホルモンだけに、私たちの心身に深く関わっているのです。


そしてこのオキシトシン、**自分の工夫次第で簡単に増やすことができる**のです。

誰でもできる、**日常生活の中のちょっとしたこと**でOKです。

私のところにいらっしゃる患者さんたちでも、「オキシトシンを増やす生活」を心がけただけでみるみる明るく元気になり、「別人？」と思うほど見た目もきれいになっていく人が後を絶ちません。

オキシトシン効果、絶大です！


次の項目では、オキシトシンが30代の大人女子にとってどんな「幸せ効果」をもたらすのか、詳しく見ていきましょう。

オキシトシンってこんなにすごい！

オキシトシンのハッピー効果①「ストレスを軽減する」

「明日は苦手なあの人と会わなければいけない」
「仕事が思うように進まない」

このように私たちがストレスを感じているとき、体の中では「ストレスホルモン」と呼ばれるホルモン（コルチゾール）が分泌されます。

これは、いわばストレスに対抗するために私たちの体に備わっている防御機能です。

ところがこのホルモンが過剰に分泌されてしまうと、胃が痛くなったり、お腹を壊したりするなどの不調が起こってしまいます。

この**ストレスホルモンの過剰な分泌を抑えてくれるのが、オキシトシン**なのです。

3つの幸せホルモンがストレスや不安を解消してくれる

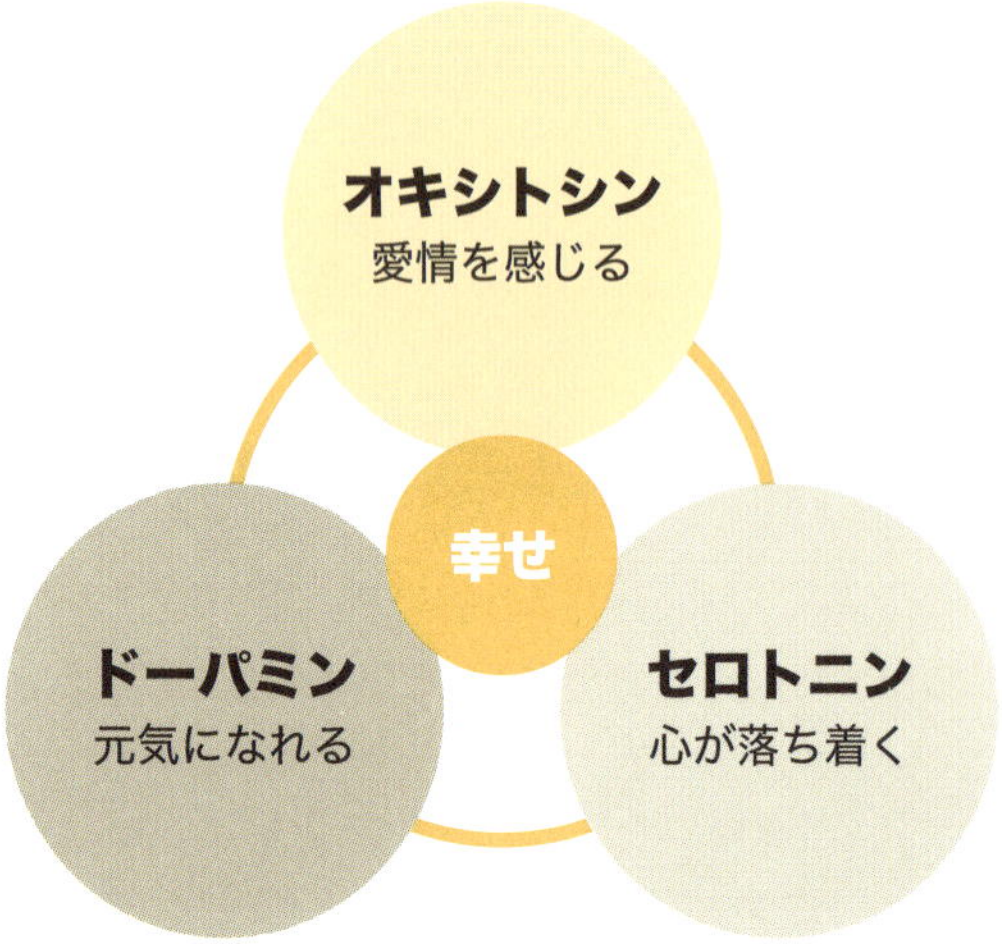

また、オキシトシンにはセロトニン、ドーパミンの分泌を促す作用があることがわかっています。

セロトニンもドーパミンも「幸せホルモン」と呼ばれる物質です。セロトニンは気分を安定させる作用、ドーパミンはポジティブにしてくれる作用があります。

つまりこれら3つの幸せホルモンの「相乗効果」でストレスを緩和してくれるのです。

オキシトシンのハッピー効果②
「不安感を解放する」

不安が強いときは、血圧が高くなったり、心拍数が増えたりするものですが、**オキシトシンには心拍数を落ち着かせ、血管を広げて血圧を下げる効果**があります。

また、オキシトシンを点鼻薬として使うことで不安障害が改善したという研究結果もありますし、オキシトシンをうつ病の治療に利用できるのではないかという見地からの研究もはじまっています。

さらには、オキシトシンは精神的な安らぎを与えるセロトニンの分泌を促すとお伝えしましたが、セロトニンにも不安を解消する作用があります。

オキシトシンはさまざまなアプローチで、私たちの持つ社会的不安を和らげる働きをしてくれるのです。

オキシトシンのハッピー効果③「リラックスする」

みなさんもご存じのように、私たちの体は自律神経によって保たれています。

呼吸や体温、血圧、心拍、消化、代謝、排尿などは、私たちの意志とは無関係に、自律神経が調節してくれるわけです。

自律神経には活動しているとき、興奮したとき、ストレスを感じたときに活性化する「交感神経」と、睡眠中、休憩しているとき、リラックスしているときに優位になる「副交感神経」があります。

副交感神経が優位になると心拍や血圧が低下して、ストレスも緩和されます。

オキシトシンはこの副交感神経を優位にすることで、リラックス効果をもたらしてくれるのです。

「今日は緊張が続いた」とか「頭にくることがあってイライラしている」などというときは、意識してオキシトシンを増やす行動をしてみるといいかもしれませんね。

オキシトシンのハッピー効果④「安眠できる」

前述のように、**オキシトシンにはセロトニンの分泌を促す効果**があります。

セロトニンは眠りのために必要なホルモン「メラトニン」の材料となる物質です。

メラトニンは体内時計を調節して眠りを誘う作用のあるホルモンで、別名「睡眠ホルモン」とも呼ばれています。このメラトニンがしっかり分泌されることで、睡眠の質が向上し、安眠できるのです。

ところがこのメラトニン、加齢とともに減少してしまう傾向にあります。

高齢者が「よく眠れない」「夜中に目が覚めてしまう」などと訴えるのは、メラトニンの減少も理由のひとつです。

メラトニンをしっかり分泌し、安眠効果を得るためにも、オキシトシンは重要な役割を持っているのです。

オキシトシンのハッピー効果⑤「肩こりや腰痛が軽減する」

20代のうちはなんともなかった体も、30代になるとあちこちコリや痛みが出てきたりします。

デスクワークによる肩こりや、特に子育て中のお母さんは、腰痛で悩んでいる人も多いと思います。

オキシトシンは、この体の痛みを軽くしてくれる作用があります。

私たちの体は、痛みを感じると「β－エンドルフィン」という痛みを和らげるホルモンが分泌されます。オキシトシンはこのβ－エンドルフィンを増やしてくれる作用があるのです。

ラットを使った実験では、オキシトシンが分泌されることで明らかに痛みが減少するという結果が出ています。

オキシトシンのハッピー効果⑥

「ダイエットに効果がある」

オキシトシンには、うれしいことに**脂肪を燃焼させ、ダイエットにも効果がある**ことがわかっています。

ラットやマウスの実験ですが、オキシトシンを投与すると脂肪の燃焼が促進されるという結果が出ているのです。

さらにはオキシトシンには、**食欲を抑制し、過食を防ぐ効果がある**こともわかっています。

つまり、**オキシトシンが十分に分泌されていれば、食欲がセーブでき、肥満を予防・防止できる**のです。

実際に「肥満治療薬」としての研究もはじまっていて、将来的にはオキシトシンを投与することで、脂肪燃焼を促して肥満の予防・治療ができると考えられています。

オキシトシンのハッピー効果⑦

「アンチエイジングに効果がある」

最新の研究では、オキシトシンは肌の細胞からも分泌されていて、表皮細胞と真皮細胞に働きかけて、肌の幹細胞を元気にする作用があることがわかりました。

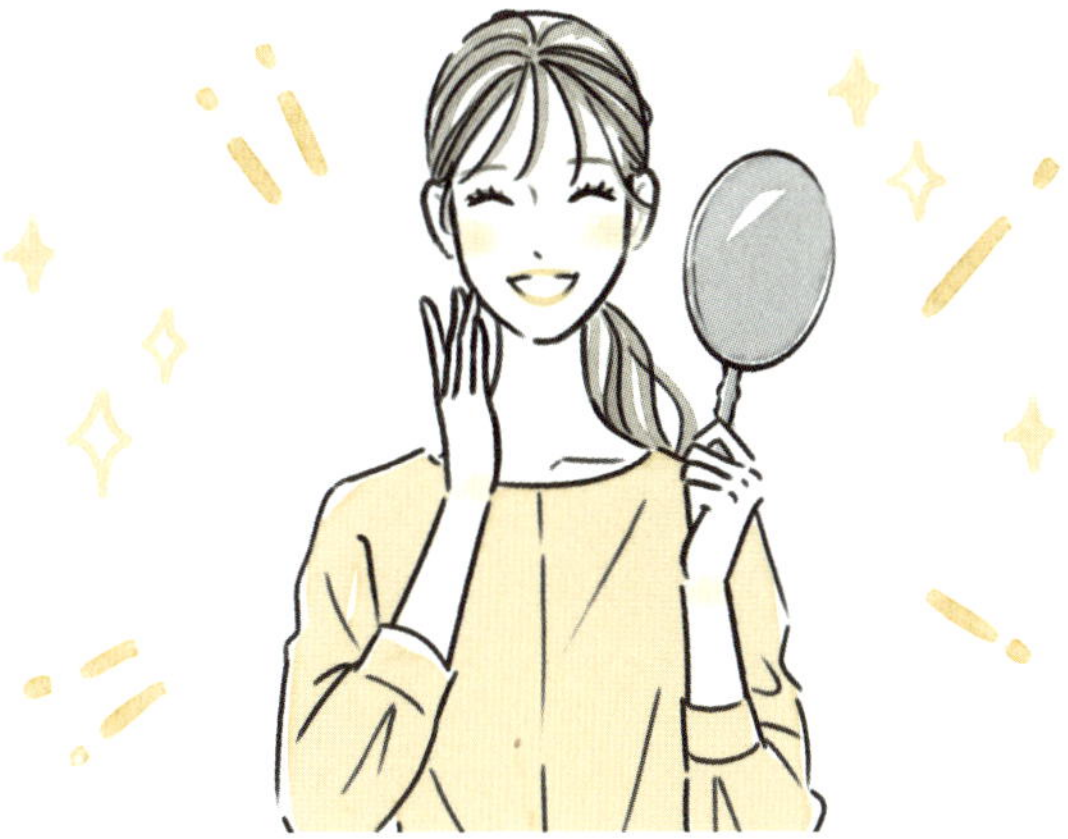

幹細胞とは、皮膚細胞の再生を担う細胞です。幹細胞が元気になることで、細胞の再生が促進されるのです。

つまり、**オキシトシンが増えればお肌が若々しくなる**ということです。

オキシトシンは「アンチエイジングホルモン」でもあったのです。

オキシトシンのハッピー効果 ⑧
「人間関係がよくなる」

オキシトシンは、**他人とのつながりや信頼関係を築くうえで、とても大事な働き**をしてくれます。

オキシトシンがしっかり分泌されている状態であれば、**家族や仕事仲間との信頼関係が高まり、絆を深める**ことができるというわけです。

それによって家族関係ももちろん円満になるし、仕事のパフォーマンスもアップします。職場の人間関係がギスギスしていると、やる気がダウンしたり、業務にも支障が出たりしますよね。いい仕事をするためにも、仲間との信頼関係はとても大事なことです。

オキシトシンのハッピー効果⑨「まだまだある、すごい効果」

このほか、**オキシトシンは免疫力をアップさせる**こともわかっています。冬に風邪をひきやすかったり、感染症にかかりやすかったりする人は、ぜひオキシトシンを活用して免疫力を上げましょう。

さらに、**オキシトシンを活用した認知症の予防や自閉症児の治療**にも期待が集まっています。オキシトシンは、未来の医療界のエースとして活躍してくれるはずです。

オキシトシンを味方にして、毎日をハッピーにしよう!

大人女子にとってうれしい効果が満載のオキシトシンですが、副作用や体にマイナスな作用はあるのでしょうか。

オキシトシンは薬品として陣痛を促したり、子宮の回復のために使われます。しかしそれは医師が治療のために使用する薬です。

もちろん薬ですから、場合によっては副作用が出る可能性もあります。ちなみにオキシトシンを使った市販薬、サプリメントは、日本では販売されていません。

しかし、次のPartで紹介するような**「自分の力でオキシトシンの分泌を増やす」のであれば、まったく心配はありません。**

安心して、オキシトシンのパワーを活用しましょう。

Part 1

まとめ

- オキシトシンは「幸せホルモン」「愛情ホルモン」などと呼ばれている
- オキシトシンにはおもに「不安を鎮めて安らぎを感じる」「ポジティブな気分になる」「人と人との絆を深める」などの働きがある
- オキシトシンには、ストレスや不安感の軽減、リラックス、安眠、痛みの軽減、肌がきれいになる、ダイエット、アンチエイジング、人間関係を円滑にするなど、さまざまなハッピー効果がある

Part 2

とっても簡単！「幸せホルモン」オキシトシンを増やす生活

オキシトシンで毎日を整えよう

オキシトシンはちょっとしたコツで増やせる

大人女子にとってメリットがたくさんのオキシトシン。
では、どうやってオキシトシンを増やせばいいのでしょうか。
この章ではオキシトシンを増やす方法をご紹介していきましょう。

オキシトシンはお母さんが赤ちゃんを産み、育てるときに分泌されるホルモンですから、**「スキンシップをとるとき」「愛情を感じたとき」「人と親しく関わり合う・人と信頼関係を結ぶとき」などに分泌されます。**

ですから、何も特別なことをする必要はなく、日常生活の中でのちょっとしたコツで、増やすことができるのです。

ぜひ、オキシトシンを増やす生活を心がけてみてくださいね。

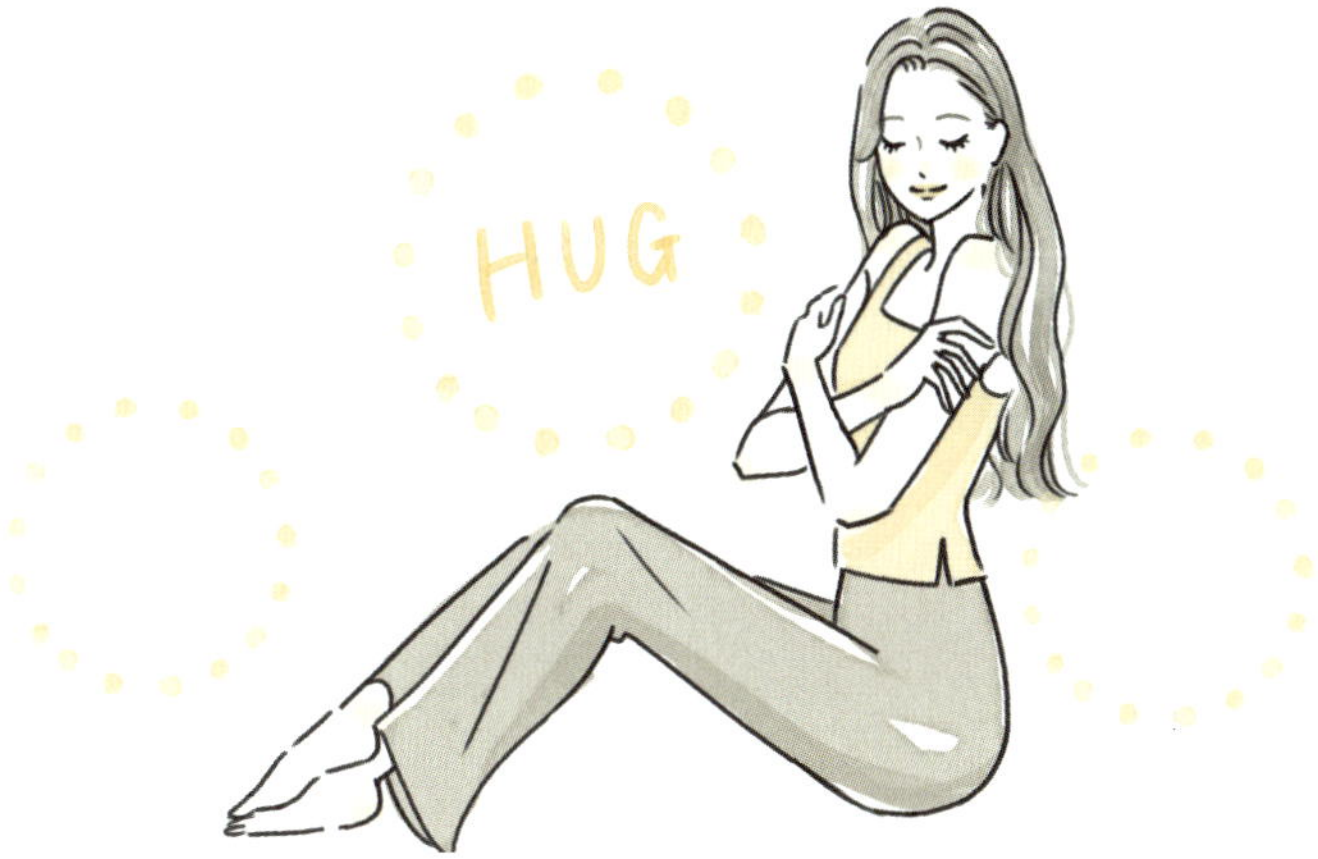

オキシトシンを増やす生活 ①

「スキンシップ」

オキシトシンを増やすために、もっとも効果的な方法がスキンシップです。

スキンシップによるオキシトシンの増加については、たくさんの研究結果があります。

私たちは、**体のどこかが痛いときなど、手を当てて、なでたりさすったり**しますよね。**あるいは不安を感じたとき、自然に腕を交差して、自分を抱きしめるようなポーズをとることがあります。**

これらは、実は**手を当てることによって、オキシトシンが分泌される**からにほかなりません。

転んで泣いている子どもに、お母さんが「痛いの、痛いの、飛んでけ～」と言って、さすってあげますよね。実はあれもオキシトシン効果。「痛いの、痛いの、飛んでけ～」には、ちゃんと科学的な裏づけがあったのですね。

スキンシップは、パートナーや子どもなどとの触れ合いだけではありません。自分でできるマッサージなども、大切なスキンシップの一種です。

フランス生まれの「ユマニチュード」

「ユマニチュード」って、ご存じですか。

これは認知症の新しいケア方法として、今大きく注目されている方法です。

ユマニチュードはフランス発祥のケア技法。フランス語で「人間らしさを取り戻す」という意味だそうです。

ユマニチュードによって、寝たきりの人が歩けるようになった、攻撃的だった人が穏やかにコミュニケーションをとれるようになったなどの改善例がたくさん出ているといいます。

具体的には「見る」「話す」「触れる」「立つ」という4つの方法で働きかけることによって「あなたを大切に思っていますよ」という気持ちを伝えるのだそうです。

この中の「触れる」については、手のひら全体など広い面積で触れる、手はゆっくりと動かす、背中や肩などから触れ、手や顔などにいきなり触れない、力を入れてつかまないなどの技法があるそうです。

やはり**「やさしく触れる」ことで、人は大きな癒し効果を得られる**のですね。

スキンシップは子どもの発育にも効果的

抱っこしたり、手をつないだり、おひざの上に乗せたりなど、お子さんとのスキンシップは特に意識しなくても、どなたも日常的にされていると思います。

スキンシップでオキシトシンが分泌されることで、子どもは情緒が安定し、他人を信頼できて、良好な人間関係を結ぶことができます。

逆に、オキシトシンが不十分だと、情緒が不安定になってキレやすく、人間関係にも影響が出てしまうといわれています。

子ども時代に十分にスキンシップをとってオキシトシンを正常に分泌させることは、とても大事なことです。

なぜなら、オキシトシンは子どもの頃にしっかり分泌しないと、大人になっても分泌しにくくなってしまうという特性があるからです。

普段、何気なく行っている子どもとのスキンシップですが、とても深い意味があったのですね。

✦パートナーとのスキンシップ

パートナーとキスをしたり、触れ合ったりすることも、オキシトシンを増やすためにはとても大事なことです。

特に性交渉（セックス）はオキシトシンを分泌させる強力な作用をもたらしてくれます。

性交渉中のオキシトシンの分泌を調べた研究では「性交渉がはじまるとともに、男女ともにオキシトシンレベルは上昇し、オーガズムを迎えると最大値に達する」という結果が出ているそうです。

ですから、定期的な性交渉はオキシトシン分泌のためにもとても大事なことです。

このような話をすると「夫とは長年セックスレスで……」「うちはキスはおろか、手もつなぎません」という人も少なくありません。

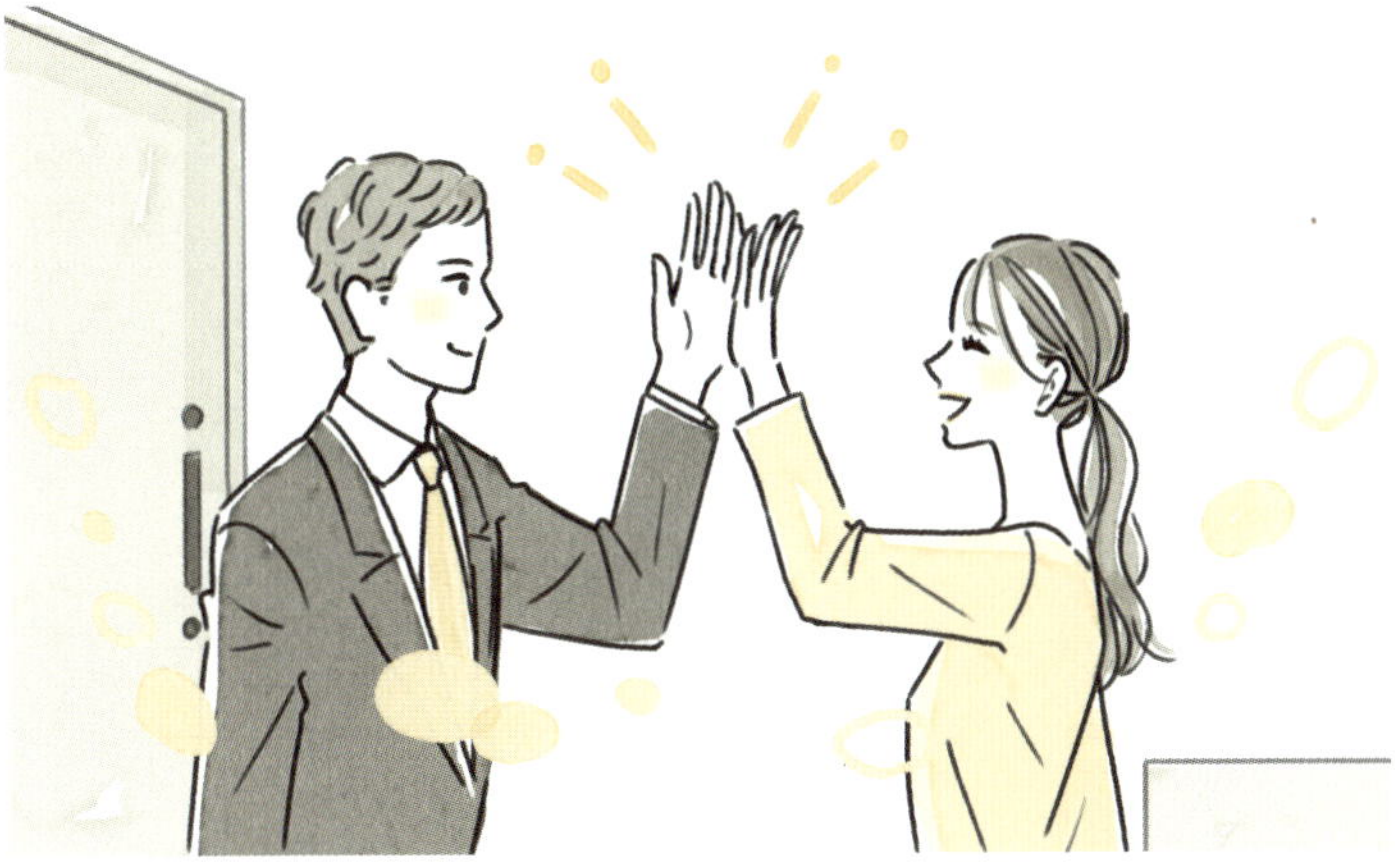

確かに子どもができると、夫婦関係も男女というより「同志」のような感じになって、セックスレスになるカップルが多いもの。しかも一度セックスレスになってしまうと、なかなか「元」に戻るのは難しいですよね。

無理をする必要はないので、**たとえばハグをする、手をつなぐなど、少しずつスキンシップを増やしていってはどうでしょうか。**

「今さらハグなんて恥ずかしい」という方は「ハイタッチ」はいかがでしょう。「いってらっしゃい」「おかえりなさい」のタイミングや、何かいいことがあったときのハイタッチなら、自然にできますよね。

そうやって少しずつ相手と触れ合う機会を増やすことで、夫婦関係がもっといい方向に変わっていくかもしれません。

✦ 友達や家族とも、恥ずかしがらずにもっと触れ合おう

欧米では、みなさんよくハグをしていますよね。家族はもちろん、友達とひさしぶりに会ったときや別れ際など、気軽にハグをしています。

オキシトシンの観点から考えても、とてもいい習慣だと思います。

海外の習慣がなんでもいいわけではないけれど、**日本人も、恥ずかしがらずにもっとスキンシップをとっていい**のではないでしょうか。

パートナーだけでなく、親に対してもそうですよね。大人になると介護が必要にでもならない限り、親とスキンシップをとることもなくなってしまいます。

日頃から肩をもむ、足もとが危ないときに腕をとって支えるなど、積極的に触れ合う工夫をしてみるといいと思います。

オキシトシンは、自分で増やせる

オキシトシンを増やす生活②「セルフマッサージ」

スキンシップは他人に触れるだけでなく、**「自分を触る」ことでもいい**のです。

自分の手や足をやさしくさすってあげるだけでもいいのですが、せっかくなら健康効果の高いマッサージをすれば、一石二鳥です。

セルフマッサージは入浴後などにゆっくり行うのがベストですが、その時間がなかなかとれないという人も多いと思います。

そこで、オフィスや自宅など、**どこでもできるセルフマッサージをご紹介します。**

着衣のまま、座ったままでできるものばかりなので、誰にでもおすすめです。私自身、診察の合間などに取り入れています。

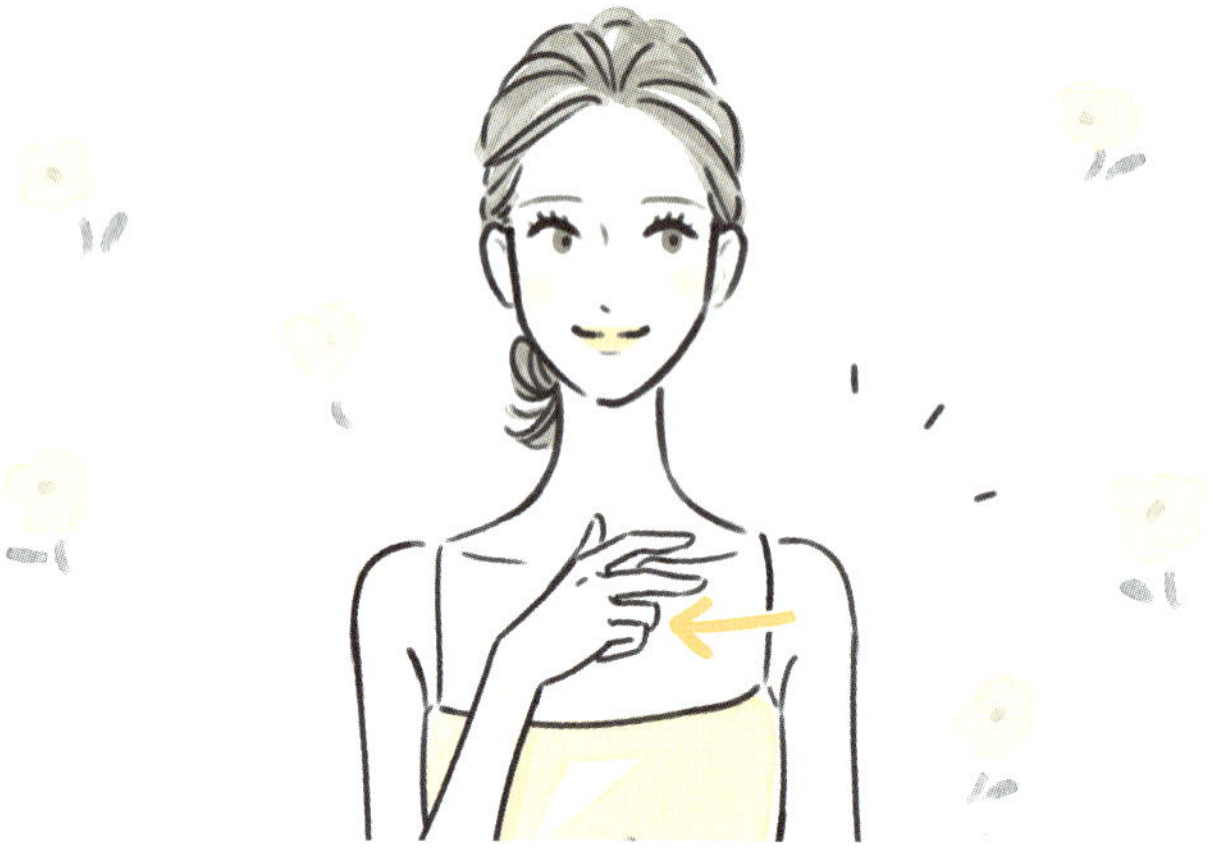

1 **鎖骨のマッサージ**

右手の人差し指と中指で左側の鎖骨を上下に挟み、肩から中央に向かってやさしくさすります。鎖骨の下にあるリンパ節を流すイメージで行いましょう。

反対側も同様に。回数は10回程度で十分です。メイクの前などに行うと、むくみがとれてスッキリします。

できればその後、脇の下をもむといいでしょう。ここもリンパ節があるところなので、しっかりほぐしてあげましょう。

2 **鼠蹊部、お尻のマッサージ**

鼠蹊《そけい》部もリンパ節がある場所です。

親指で太もものつけ根のラインに沿って、適度な強さで指圧しましょう。

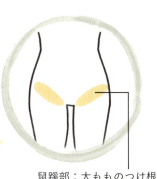

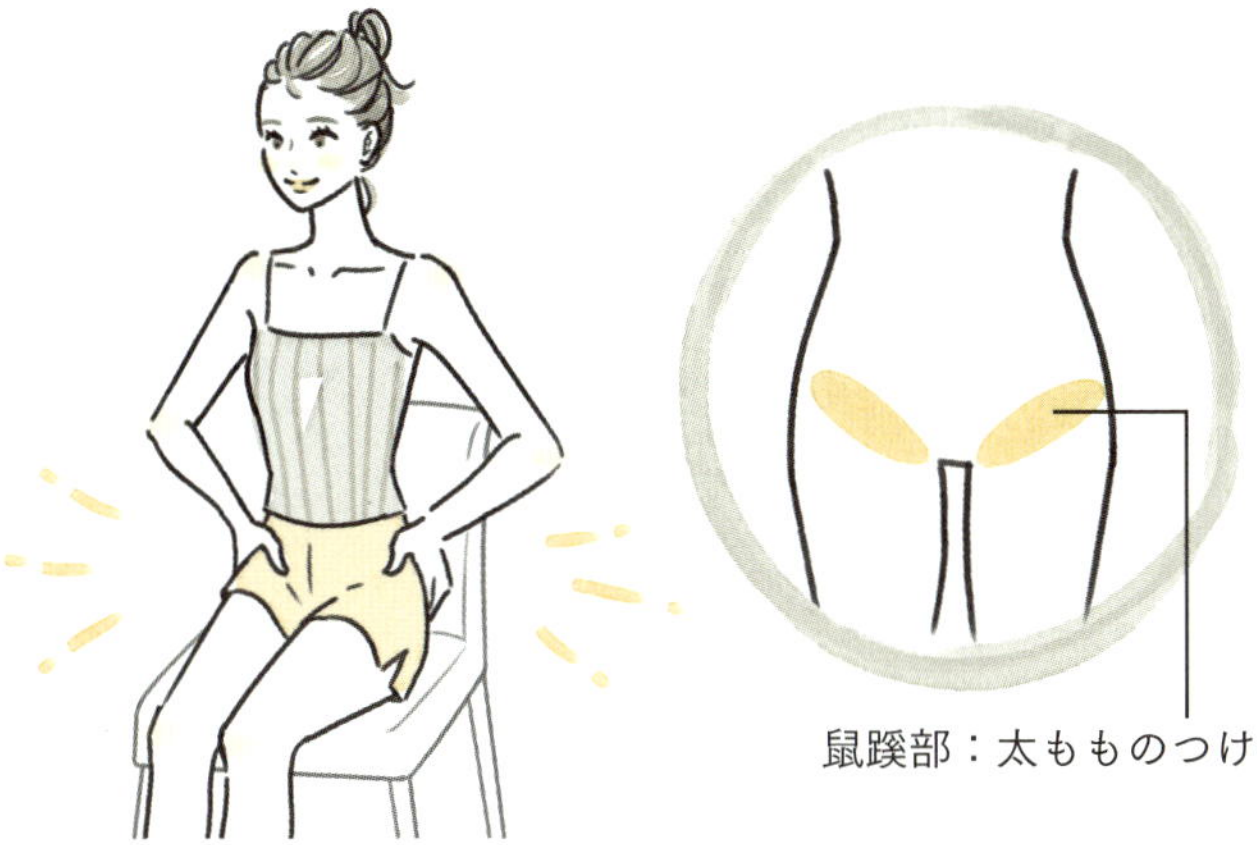

このとき痛いと感じることがあると思いますが、それはリンパの流れが悪く詰まっている状態です。マッサージを続けると流れがよくなり、痛みが緩和されます。

お尻のマッサージは、マッサージボールを使います。

マッサージボールをお尻の下に入れて、ボールを転がして座骨のまわりや太もものつけ根あたりをマッサージします。やってみるとわかると思いますが、お尻の筋肉がほぐれて、とても気持ちがいいです。

マッサージボールは専用のものもありますが、１００円ショップで売っているテニスボールでも十分です。

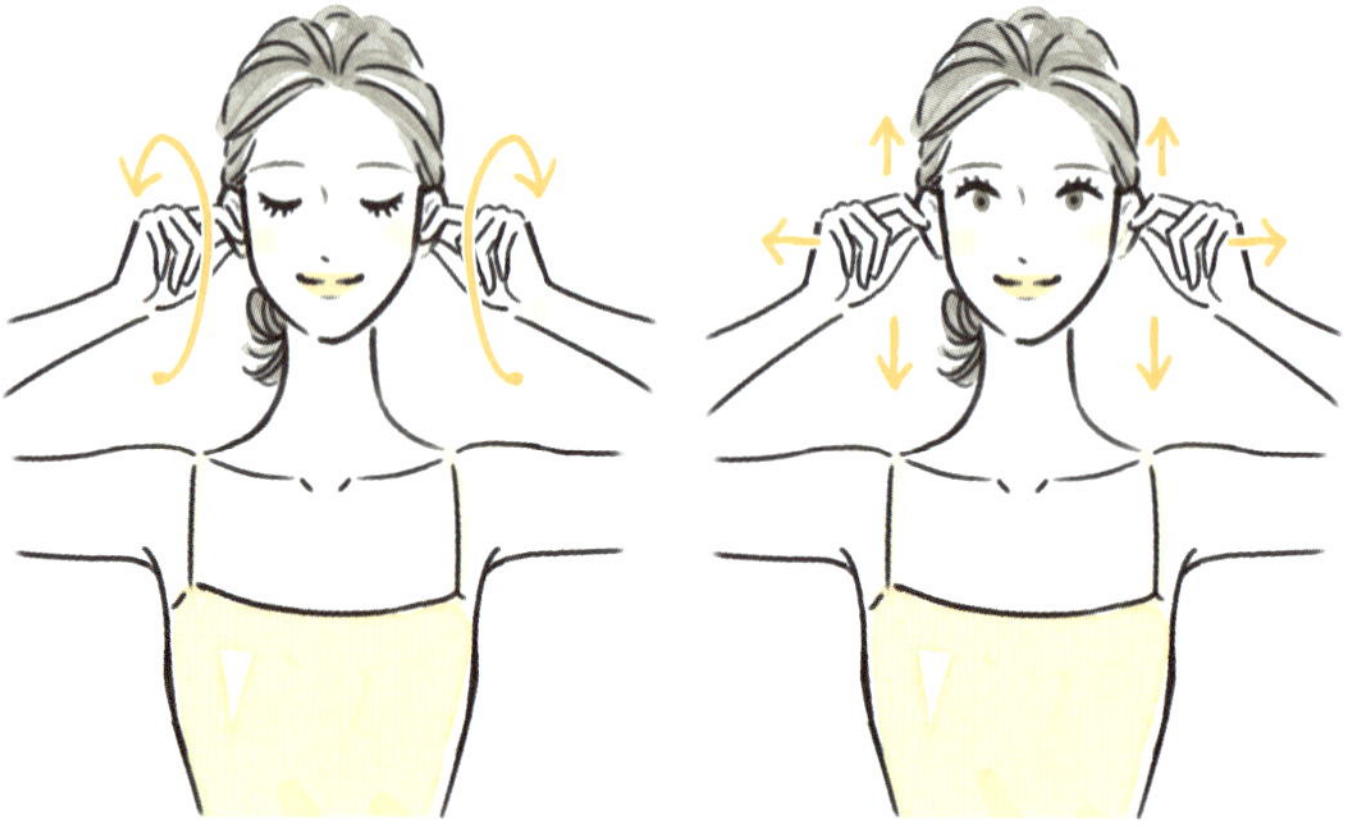

3 **耳のマッサージ**

耳のまわりにも、リンパ節やツボが集まっています。ここをマッサージしてあげるとむくみがとれて、顔がスッキリします。

まず、**耳を引っ張ります。横方向、上方向、下方向と移動しながら引っ張りましょう。**決して痛く感じるほど引っ張らないように、やさしく引っ張る程度で十分です。

次に**外回しに回します。**5回から10回ほど行いましょう。

この耳のマッサージも、メイクの前に行うのがおすすめ。血行がよくなり、顔色が明るくなります。

4 **耳から肩にかけてのマッサージ**

人差し指と中指の第2関節で、耳から肩に向

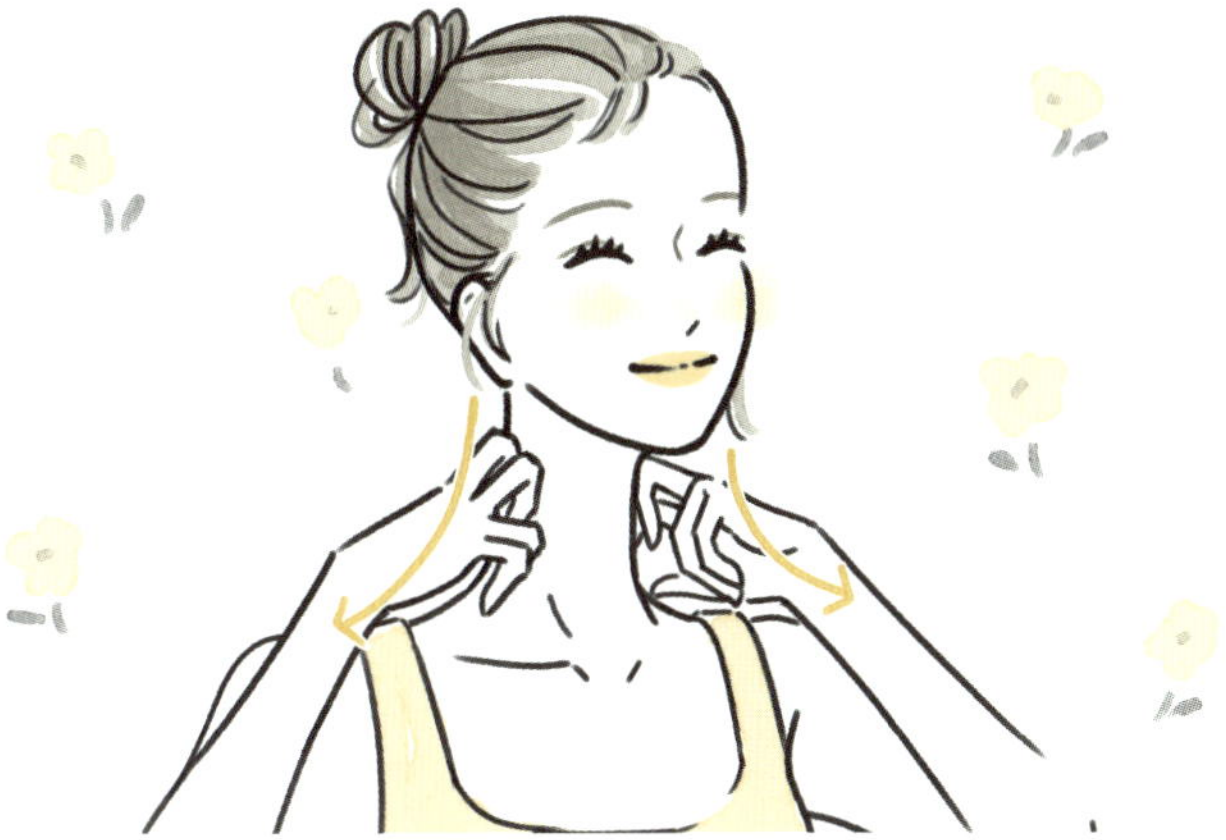

けて下向きにマッサージします。
胸鎖乳突筋《きょうさにゅうとつきん》（耳の後ろあたりから鎖骨までを斜めにつなぐ筋肉）をほぐすイメージです。上から下へ流すように行いましょう。肩こり、むくみ、首のたるみなどを改善する効果があります。

オキシトシンを増やす生活 ③
「セカンドパーソン・セルフトーク」

セカンドパーソン・セルフトークとは、**自分に対して「二人称」で話しかけるというメンタルケアの手法**です。自分ですぐにできて、落ち込んだとき、不安が強いときなどにとても効果的です。

　このセカンドパーソン・セルフトークは米国ミシガン大学の研究で、ストレスや不安を解消する効果があるという結果が出ています。全員に「人前でスピーチを行う」ことを命じ、準備期間に「一人称で自分に話しかけるグループ」と、「二人称で話しかけるグループ」に分けて実験をしたのです。その結果「二人称で話しかけるグループ」のほうが、スピーチ後のストレスや不安が少なかったというのです。

セカンドパーソン・セルフトークの実践方法はいたって簡単です。

普通、「ひとりごと」は「一人称」で自分に語りかけますよね。「今週は仕事がダメダメだったな」「最近家のことがいい加減だな」など。

それを「一人称」ではなく「二人称」にして自分に語りかけるだけです。

そのとき、**あなたを心から愛していて、慈しんでくれる存在がいて、その人があなたをやさしくなぐさめたり、励ましたりしてくれるイメージ**をしましょう。

誰しもご自分の家族や友達が落ち込んでいたら、一生懸命励まそうとしますよね。その言葉を自分にかけてあげるのです。

たとえば以下のような感じで「対話」してみましょう。

セカンドパーソン・セルフトークの例

「今週はやるべき仕事が終わらなかった。本当に私は要領が悪くてダメだな」
▼「今週は仕事量そのものが多かったのだから仕方がないよ。それに少しぐらい遅くても、着実に、間違いなくこなすほうが大事なんだから。来週頑張ればいいよ」

「最近全然家のことができていない。今日は夕飯が冷凍食品になってしまったし、子どもとも遊べていない。母親として失格だ」
▼「いつもちゃんとご飯をつくっているんだから、たまには冷凍食品でも大丈夫だよ。子どもも『この餃子、おいしいね』って喜んでたじゃない。100点満点の母親なんていないよ。今週末は子どもと公園でいっぱい遊ぼう」

最初は違和感があるかもしれませんが、実際にやってみると、セカンドパーソンはとても「心強い相談相手」になってくれることがおわかりいただけると思います。

また、このセカンドパーソン・セルフトークのメリットは、自分の行動や感情を客観的に見られることです。

不安が強かったり、落ち込んだりしているときも、現在の状況を冷静に見ることができると、別に落ち込むほどのことではないと気づいたり、「こう対処すればいい」という判断ができたりするものです。


私は父に**「自分が最低3人いると考えなさい」**とよく言われて育ちました。

それは、**3人（あるいはそれ以上）の自分がいて、いろいろな観点、いろいろな角度から考えなさい**ということです。これもセカンドパーソン・セルフトークと同じ効果があるのではないかと思います。

いつでも、どんなことでも相談できる人がそばにいればいいけれど、誰しもそういう頼りになる存在がいるとは限りませんよね。シングルの人もいるでしょうし、家族がいても言えないことがあるでしょう。父は経営者でしたが、よく経営者は孤独だといわれます。父もなかなか相談できる相手がいないから、そうやって「複眼式」で物事を考えていたのだと思います。

いずれにしても、このセカンドパーソン・セルフトークのスキルを身につけることは、自分を大切にしてオキシトシンを増やすために、とてもいいことだと思います。

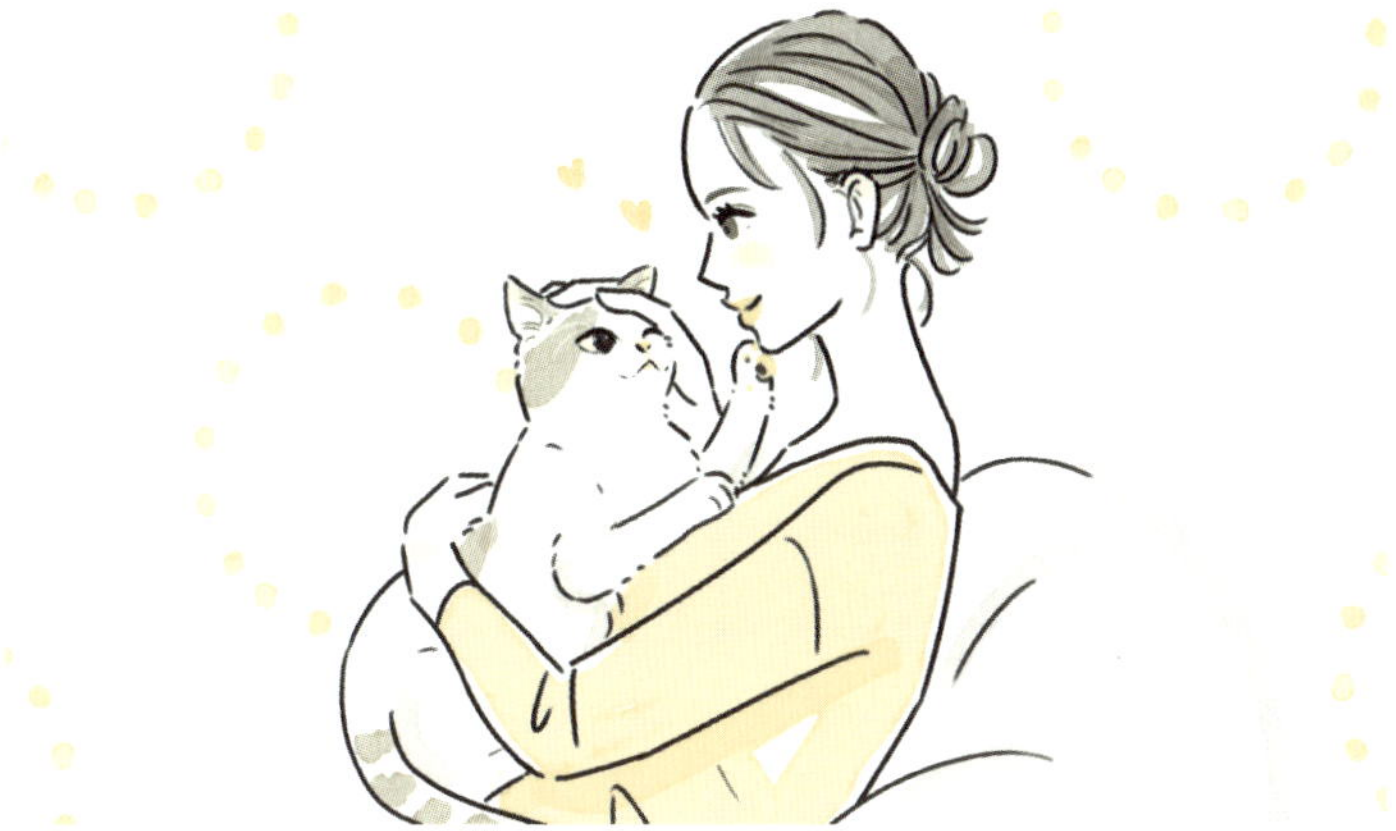

オキシトシンを増やす生活④

「ペットと触れ合う」

スキンシップの相手は必ずしも「人間」でなくてもいいのです。

犬や猫などのペットを飼っている人は、ペットでももちろんOKです。体をなでたり、抱っこしたりしてあげることで、オキシトシンの分泌が期待できます。

その際**「見つめ合うこと」が大事**だそうです。

麻布大学の菊水健史教授の研究によれば、飼い主と犬がよく見つめ合うグループとあまり見つめ合わないグループでは、「見つめ合う」グループのほうがオキシトシン値がより上昇したといいます。しかも、**犬のほうもオキシトシンが増加した**というのです（犬にもオキシトシンがあります！）。

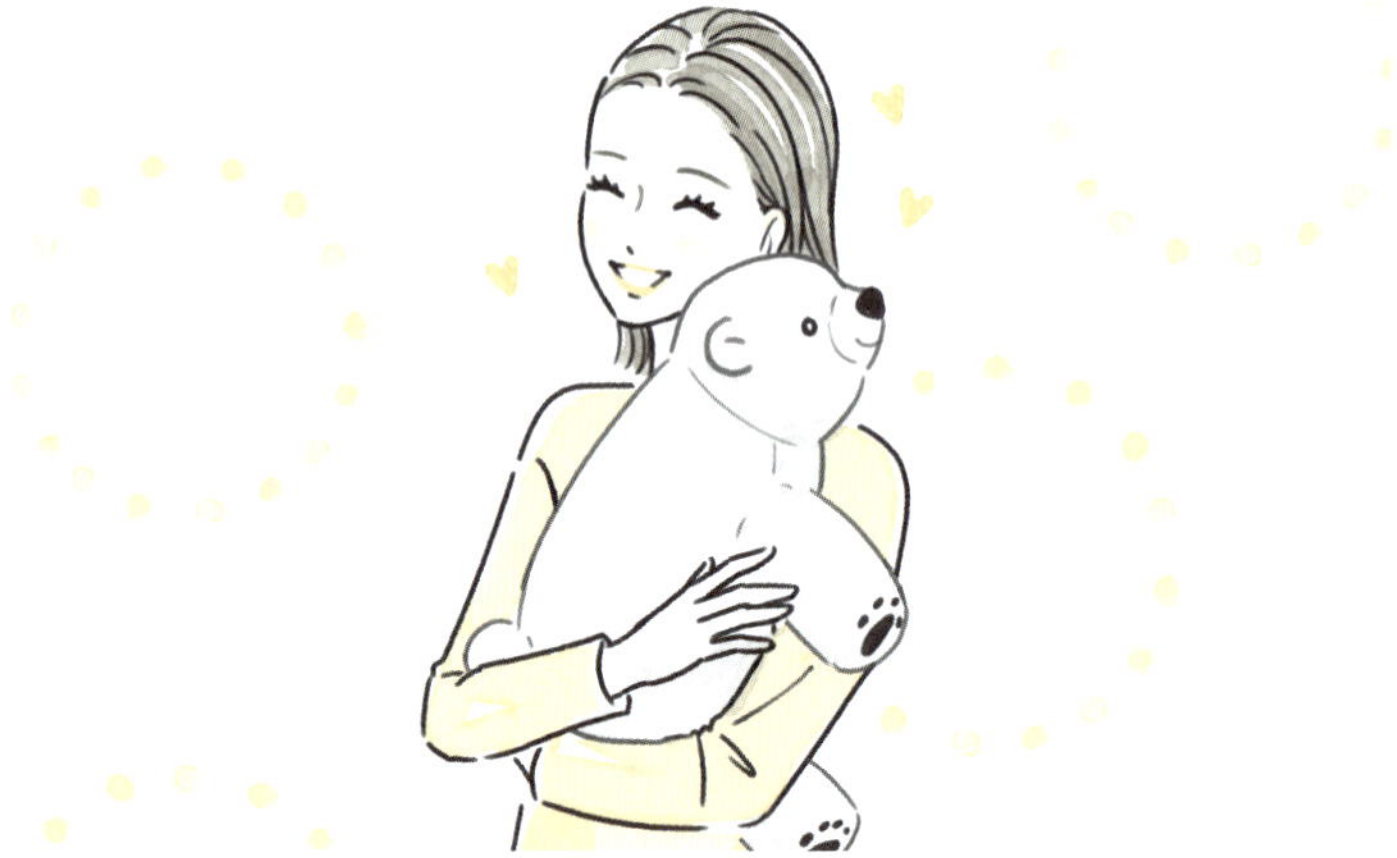

犬と飼い主、双方の幸福のためにも、スキンシップやアイコンタクトをしっかりとることが大切なのですね。

オキシトシンを増やす生活 5
「ぬいぐるみを抱きしめる」

「ペットを飼っていない」という人は、ぬいぐるみでも大丈夫です。

オキシトシンはやわらかいもの、触り心地のいいと思えるものに触れると分泌されます。

ですから、お気に入りのぬいぐるみを抱きしめたり、一緒に寝たりするのでもいいのです。ペットのように話しかけてもOKです。

ぬいぐるみなんて子どものもの……と思われがちですが、大人にも癒し効果をもたらしてくれることがわかっています。実際に、ぬいぐるみを使った「ぬいぐるみセラピー」は、認知症やペットロス、うつ病のケアとして多くの病院や施設でも取り入れられています。

「やわらかくてふわふわしたもの」という意味では、ぬいぐるみでなくても、お気に入りの毛布やタオルでもいいのです。誰にも遠慮はいらないので「これに触っていると心地よい、安らぐ」というものを、手もとに置いておきましょう。

オキシトシンを増やす生活⑥「ほめ合う」

オキシトシンの分泌には「触れ合い」が重要といいましたが、身体的な接触でなくても**「感情を共有する」「賞賛し合う」など、心の触れ合い**でもいいのです。

たとえば**目を合わせる、一緒に食事をとるなどでも、オキシトシンは分泌されます。**

職場やビジネスの場では、やたら人に触るわけにはいきませんよね。

でも、**お互いにほめ合う、感謝し合うなど、「心の触れ合い」なら可能です。**

お互いにほめ合う文化のある会社は人間関係が円滑になり、ひいては業績や定着率も好転するそうです。

ぜひ、職場でも、家庭でも、友人関係でも、お互いに積極的にほめ合いましょう。

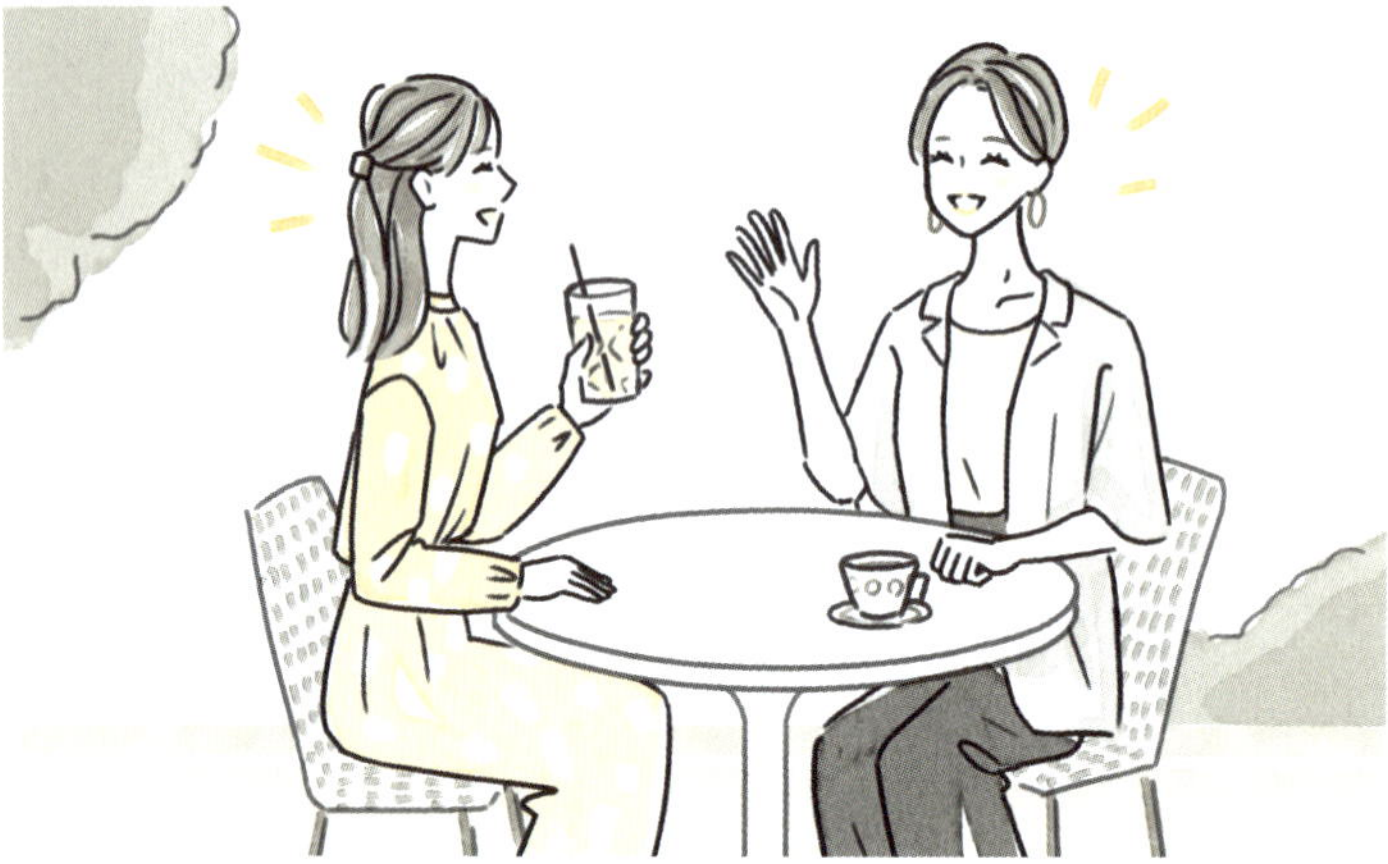

あなたがほめれば、相手も返してくれるはずです。オキシトシンの力で、人間関係もますます良好になっていくのではないでしょうか。

オキシトシンを増やす生活 7
「友達とおしゃべりする」

「友達と会っておしゃべりをする」ことも、オキシトシンを増やすのに有効な方法です。

友達と会って**「感情を共有すること」が、オキシトシンを分泌させてくれる**のです。

最近なんだか気持ちがギスギスしているとか、気分が上がらないというときは、週末に友達を誘って、お茶や食事をしてみましょう。

一緒に映画を見たり、美術館や博物館めぐりをしたり、あるいは山や海にレジャーに出かけたりもおすすめです。

キーワードは「共感」です。

オキシトシンを増やす生活 8 「ボランティア活動をする」

オキシトシンは**助けを必要とする人に同情したり、実際に人に親切にすることでも分泌されます。**ですから、**ボランティア**などもおすすめです。

実は、**ボランティア活動をする人のほうが長生き**というデータもあります。

ハーバード大学の研究で、ボランティア活動を年間に１００時間以上行っていた人は、ボランティア活動をまったく行っていなかった人と比べて死亡リスクが低く、孤独感、絶望感が少なく、ポジティブな感情が強いという結果が出ています。

人を思いやり、人のために行動することが、自分の幸せの源泉になるのです。

オキシトシンを増やす生活 9 「推し活をする」

好きなアーティストや俳優さん、キャラクターなどを応援する「推し活」も、なんとオキシトシンを増やす効果があります。

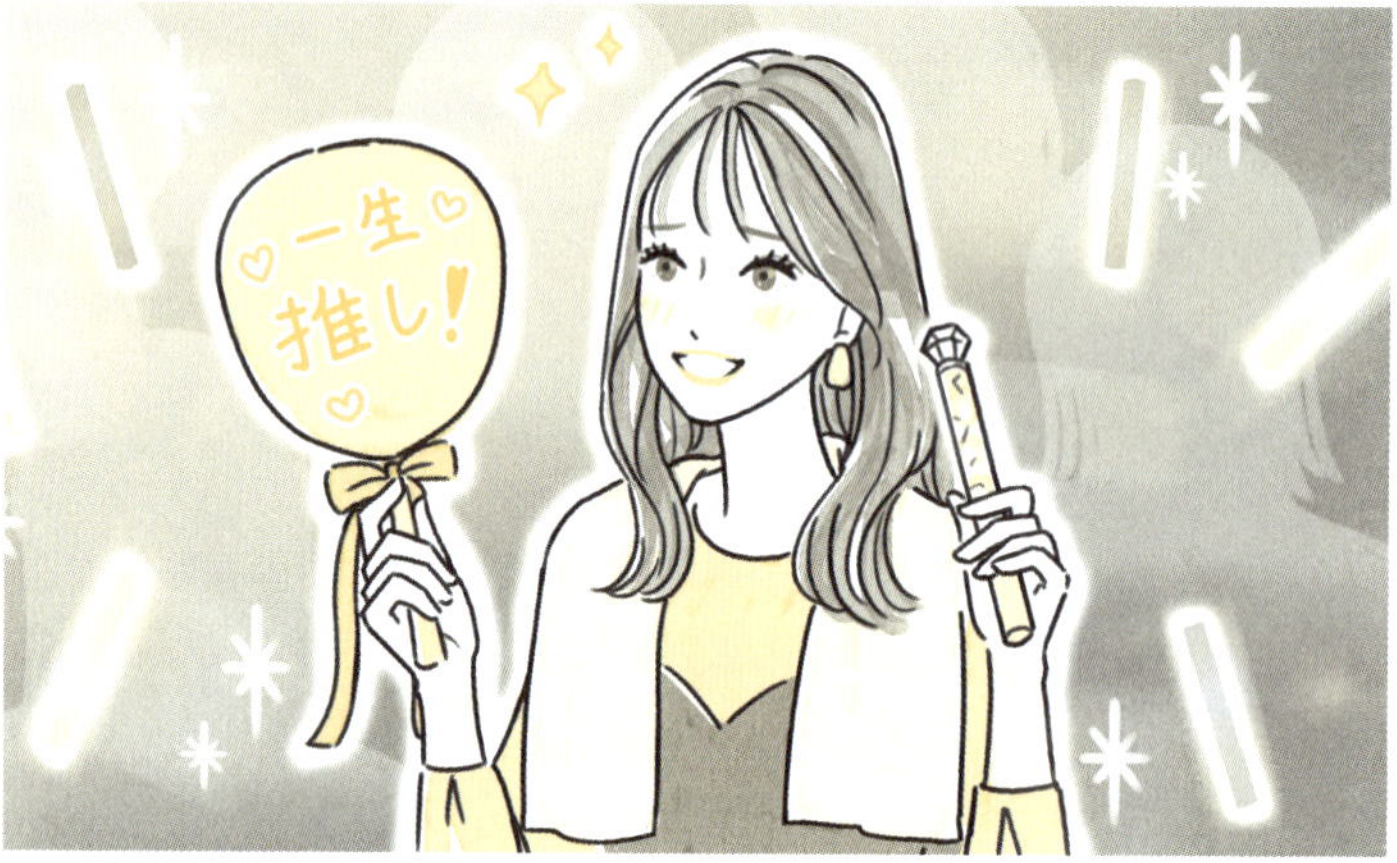

実際に相手に触れなくても、**「推し」のことを考えたり、情報を集めたりしているだけで、オキシトシンが分泌されるのです。**

また「推し活」は日常生活が充実する、人生が楽しくなるといった効用があるだけでなく、疲労感やイライラが減少して、ポジティブな気分になるという効果もあるそうです。

推し活の健康増進作用は、思った以上にすごい効果があるようです。

オキシトシンを増やす生活⑩
「ヨガや瞑想などをする」

ほかにも、オキシトシンを増やす効用のあるものとして、以下のようなものも挙げられます。

・ヨガ
・瞑想
・好きな音楽を聞く（できればゆったりしたもの）
・マッサージやエステを受ける
・アロマの香りをかぐ

自分が心地よく感じるもの、気持ちがいいと思えるものはなんでも、オキシトシンを増やしてくれると考えていいのです。

あなた自身を幸せにするために、毎日の生活で「心地よいこと」を増やしていってくださいね。

Part 2

まとめ

- オキシトシンの分泌量は、自分で増やすことができる
- オキシトシンを増やすためには、パートナーや子どもとのスキンシップが重要
- スキンシップはセルフマッサージ、ペットと触れ合う、ぬいぐるみを抱きしめるなど、一人でもできる
- ほめ合う、楽しくおしゃべりをする、ボランティア活動をするなどのコミュニケーションも、オキシトシンの増加につながる

Part 3

もっと子宮を愛してあげよう

子宮を大事にすることは、自分を大事にすること

子宮を大事にすると、女性ホルモンが整う

オキシトシンと深く関わりのあるのが、子宮です。

子宮は私たちが生まれてきた場所でもあり、赤ちゃん（胎児）にとっては「家」ですよね。

赤ちゃんにとって家の環境が良好でないと、流産しやすくなる、未熟児になりやすくなるなど、健全に育つことができません。

子宮は人間にとって大切な場所であり、その子宮を持つ女性が自分の子宮を大事にすることは、家（環境）を大事にすること、さらには自分を大事にすることにほかならないと、私は考えています。

また、**子宮を大事にするという気持ちを持つだけでホルモンも整ってくる**し、体の真ん中にあるものですから、**意識するだけで、背筋が伸びて姿勢が真っすぐに**なります。

この章では、子宮を大事にするための方法として、デリケートゾーン（外陰部や膣）のケアを中心にお伝えしていきます。

膣もエイジングが進んでいる

子宮口につながる膣は、外からのセルフケアができる部位でもあります。

私たちの顔や体には、ライフステージに合わせていろいろな変化が起こります。

顔のシワやたるみが気になってきたり、代謝が落ちて太りやすくなったり……。

それと同じように、**膣も加齢とともに乾燥したり、弾力性が失われたりという変化が起こっています。**

その結果として起こる代表的な症状が**「性交痛」「膣のゆるみ」「尿漏れ」「乾燥」「におい」「かゆみ」**といったものです。

実は、これらの症状はかなり多くの人が悩んでいるもの。でも、我慢したり、「仕方がない」とあきらめたりしてしまう人が少なくないのです。

でも、**こうした悩みはセルフケアで改善できたり、治療によって解決できる**のです。

スキンケアと同じように、膣もケアをしよう

そもそも「膣ケア」という言葉自体、あまりなじみのないものかもしれませんね。

でも、**膣はケアをすれば確実に変わっていきます。**

みなさん、シミができたらスキンケアに取り組んだり、体重が増えたら食事を変えたり運動を取り入れたりと、いろいろな対策をしますよね。

それと同じように、**膣ケアも毎日のケアのひとつとして、取り入れてほしいのです。**


膣ケアといっても、**自分でケアできるのは膣の入り口、外側だけです。膣の中は自浄作用があるので、基本的にはセルフケアは必要ありません。**

おりものにおいがいつもより強い、茶色っぽいなど着色がある、あるいは外陰部にかゆみがあるといった場合は、自浄作用が乱れている可能性があります。2～3日様子を見て改善しないようなら、婦人科を受診しましょう。

自分の外陰部を見てみよう

みなさんは「膣の入り口を含めた外陰部」を目で見ることはありますか？

膣の中まで見る必要はもちろんありませんが、**自分の外陰部が今どんな状態か、知っておくことはとても大事**です。

私の患者さんたちにお聞きしても、ほとんどの方が「見たことがありません」とおっしゃいます。パートナーに見せることはあっても、自分では見ないという人が多いのです。

膣も年齢とともに変化していくと述べましたが、「元の状態」を知っておかないと、変化があっても読み取ることができません。

時々でいいので、**鏡を使って外陰部をチェックする習慣**を持ちましょう。

デリケートゾーンのケア

膣の入り口、外陰部といったデリケートゾーンの皮膚は、まぶたより薄く、とても繊細です。ほかの部分と分けてケアすることが必要です。

ケアの基本は、洗浄して清潔さを保ちつつ、乾燥しないように保湿することです。

大陰唇と小陰唇のひだは、恥垢《ちこう》といって、尿やおりもの、皮脂、汗などが混ざり合った垢が

デリケートゾーンのケアのポイント

①デリケートゾーン専用の洗浄剤を使う

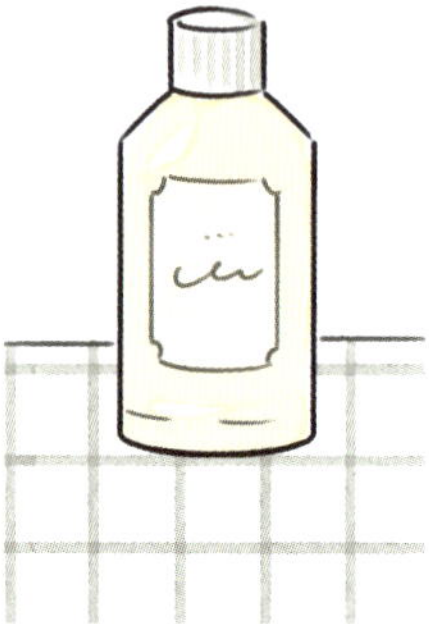

②泡で汚れを落とすイメージで洗う

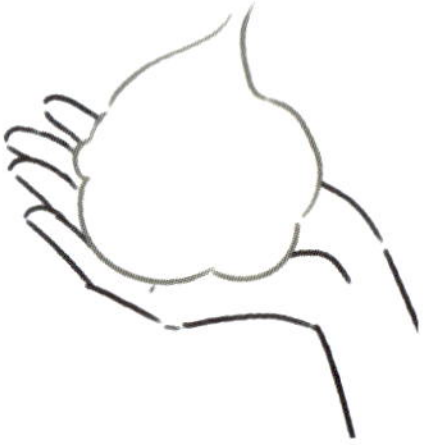

膣の中に泡が入らないよう注意

③デリケートゾーン専用のオイルやクリームで保湿する

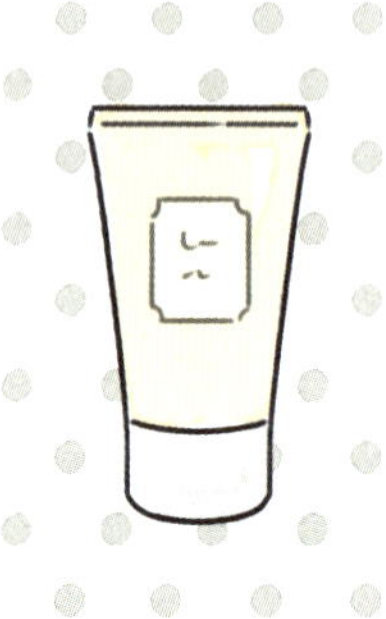

溜まりやすいところです。においやかゆみの原因になってしまうので、毎日きちんと洗いましょう。

入浴時に、**やさしく、泡で汚れを落とすイメージ（指が直接触れないように）で洗ってください。**ナイロンタオルでゴシゴシこするなどはNGです。

洗浄剤は、デリケートゾーン専用のものがおすすめです。

一般的なボディソープは洗浄力の強いものが多く、弱酸性に保たれている膣内のバランスが崩れて、雑菌が繁殖しやすくなる可能性があるので注意しましょう。

デリケートゾーン専用の洗浄剤は肌と同じ弱酸性のものが多く、洗浄力がマイルドです。雑菌の侵入・繁殖を防ぎ、においを抑えたり、かゆみなどのトラブルをケアしてくれます。洗うときは膣の中に泡が入らないよう気をつけましょう。

旅行などで専用の洗浄剤がない場合は、シャワーを当てながら、ひだの部分を指でやさしくこすりながら汚れを落とす程度にとどめるのがいいと思います。

入浴後はデリケートゾーン専用のクリームやオイルなどで、しっかり保湿をしましょう。乾燥はトラブルの原因になるので、保湿は重要です。

下着は天然素材を選ぶ

膣ケアで意外と大事なのは、下着です。汗をしっかり吸収して刺激の少ない、コットン100％やシルクなど、天然素材のものを使っていただきたいと思います。

レースなどはおしゃれですが、汗を吸収してくれないので、日常使いにはおすすめしません。同様の理由で、レーヨンやポリエステルなどの化学繊維もあまりおすすめしませんが、サニタリーショーツなどは防水などの機能性を考えると、コットン100％でなくてもいいと思います。

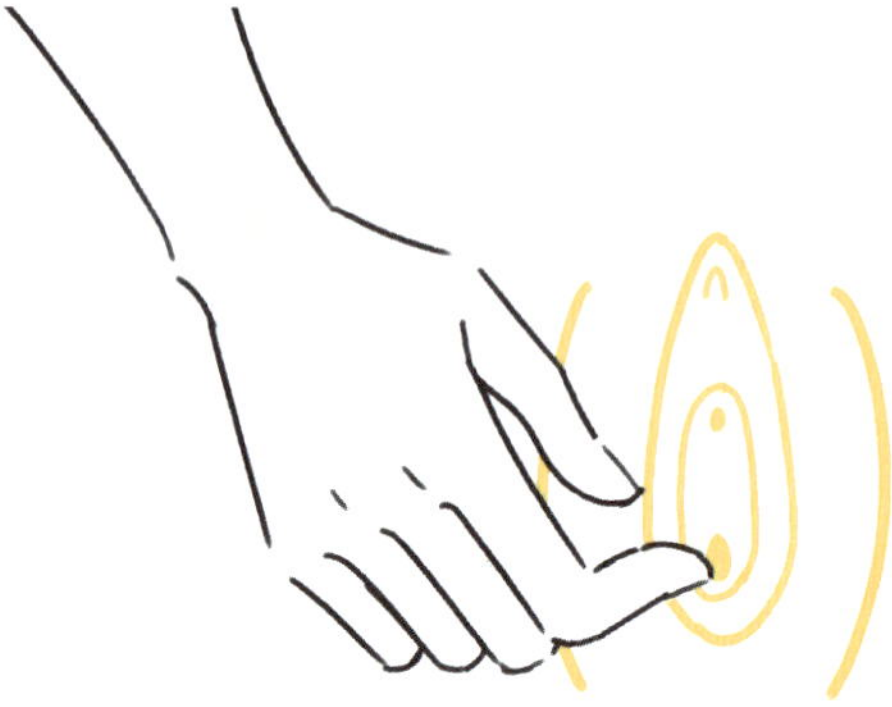

慣れてくると膣がだんだんほぐれていきます
（妊娠初期は行わないようにしましょう）

膣口マッサージで膣環境を整える

膣ケアでぜひおすすめしたいのが「膣口マッサージ」です。

膣口マッサージは、**血流の改善、組織の軟化、粘膜刺激などから膣の萎縮を予防するといった効果**が期待できます。

まずは手指を清潔にします。**マッサージオイルまたはジェルを親指と人差し指につけて、膣の内側と外側から軽くつまみます。これを移動させながら、膣口全体をマッサージしていきましょう。**

内側の指は決して深く入れず、端をつまむ感じです。力を入れず、やさしくマッサージしてあげましょう。

とはいえ、慣れないうちは指を少し挿入するだけでも痛みを感じるかもしれません。その場合は、**膣のまわりの大陰唇を軽く圧迫してマッサージしてみましょう（指を膣の中に入れることに抵抗がある方にもおすすめです）**。

膣、外陰部を触ったことがないという人が多いと思うので、まず**触ることに慣れるのが大事**です。

ご家族などがいて部屋で行うのは難しいという場合は、お風呂で行ってももちろんＯＫです。その場合はボディソープやせっけんなどの泡が入らないように気をつけましょう。

マッサージオイルやジェルも、やはりデリケートゾーン専用のものをおすすめします。

Part 3

まとめ

- 「子宮」を意識し、大事にする生活習慣をつけることで、女性ホルモンが整うなどのプラス効果がある
- デリケートゾーン（外陰部や膣）も、加齢によるトラブルが起こる。しっかり向き合い、ケアすることで悩みの解決につながる
- 正しい洗浄方法やマッサージ、下着選びなど、デリケートゾーン（外陰部や膣）のケアを取り入れる

Part 4

子宮を愛してあげるために知っておきたい「フェムケア」と「フェムキュア」

生理はもっと快適にできる

産婦人科医の教える生理用品選び

女性と切っても切り離せないものが、生理です。

生理痛、生理不順、ＰＭＳなど、生理に関する悩みを持つ人も多いのではないでしょうか。

生理の悩みは「仕方がない」と考えている人が少なくありません。

でも、**生理のつらさを少しでも軽減できるような新しいアプローチ**もたくさんあります。


たとえば、生理用品も日進月歩。どんどん新しいものが出てきています。

使い慣れているものでも、もちろんいいのですが、ちょっと見直してみることで、生理期間がより快適に過ごせるかもしれません。

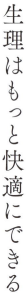

ナプキン

日本人はナプキン利用派が主流で、8~9割の人がナプキンを利用しているそうです。

逆にアメリカでは、タンポンが主流です。

日本でナプキンが主流となっている理由は、日本人は膣に物を入れるのに抵抗がある人が多いということ、それから日本のナプキンはとてもクオリティが高いので、あえてタンポンや月経カップを使う必要がないという理由もあると思います。

実際、日本のナプキンは吸水性がよく、肌なじみがいいので、海外の方などにびっくりされることが多いようです。

ただ、これは私個人の見解になってしまうのですが、ナプキンによる「冷え」があるような気がしています。

というのも、一般的な紙ナプキンに使われる吸収剤と、熱が出たときにおでこに貼る冷却シートは同じ素材（高分子ポリマー）だというのです。だから、経血を吸収するとお股を冷やすことになりかねないわけです。

実際にフェムテックとして売られているオーガニックコットンを使ったノンポリマーのナプキンを使ってみると、やはり温かさが違うと感じます。

それからオーガニックコットンのほうが、やはりムレがなくて肌触りがいいように感じます。ナプキンでかぶれるという人は、オーガニックコットンのものを試してみてください。

タンポン

運動をする人やナプキンでかぶれるという人には便利なタンポン。日本のものは滅菌されており、アプリケーターがついているので清潔に扱うことができます。

海外のものはアプリケーターがついていなかったり、滅菌されていなかったりなど、感覚の違いを感じます。タンポンも日本の製品はとても優秀だと思います。

ただ、タンポンは膣に挿入するのが怖いという人も多く、必要がなければ無理に使わなくてもいいと思います。

月経カップ

シリコンでできたカップで、膣の中に挿入し、経血を溜めるのが「月経カップ」です。

洗って何度も使えるので経済的だし、ゴミが出ないのでSDGsの観点からも優れています。また、外陰部に経血が触れないので刺激になりません。

ただ月経カップは清潔に取り扱うのがとても難しいものなので、私の立場としては、積極的におすすめはしていません。

また月経カップは慣れるまでが難しく、経血が多い人は漏れの不安もあります。

もちろん、月経カップの利点も確かにありますし、「一度使ったらもう手放せない」という人もいます。アスリートには愛用されている方も少なくないようです。

使用するなら、くれぐれも清潔に、細心の注意を払っていただきたいと思います。

オキシトシンで生理痛、PMSを軽減

Part1で紹介した**オキシトシンですが、実は生理痛やPMSなど、生理にまつわる不調を軽減する効果があります。**

オキシトシンを意識して増やすことで、子宮の働きに作用したり、ストレスを緩和したりするなど、生理時のセルフケアにつながるのです。

生理痛のときはお腹をさする、自分を抱きしめる、イライラしたときは心地よいものに触れる、ペットと遊ぶ、パートナーとハグをするなど、生理中こそ、意識してオキシトシンを分泌する生活を心がけてみてください。

生理不順を放っておかないで

生理の周期は25〜38日ですが、これより長かったり（希発月経）、短かったり（頻発月経）、あるいは周期が一定せずバラバラという状態を、生理不順と呼びます。

生理不順にはさまざまな原因が考えられますが、ホルモンバランスの乱れがもっとも大きな原因です。10代はホルモンバランスがまだ整っていないので仕方のないところもありますが、20代以降も周期が乱れているという人は、一度婦人科を受診していただきたいと思います。

生理不順を放っておくと、将来的に不妊になったり、病気のリスクを上げてしまったりする可能性もあるので、必要があればきちんと治療しておきましょう。治療は次項で述べる低用量ピルなどの投薬で行います。

産婦人科医としてみなさんにお願いしたいのは、自分の生理の周期を把握してほしいということです。というのも、意外と自分の周期を知らないという人が多いからです。

実際、患者さんに「周期は?」と聞くと「7日です」などと答える方が少なからずいらっしゃいます。「生理期間」と勘違いされているのです。

生理周期は25〜38日が一般的ですが、今はアプリなどもあるのでそれを活用して、自分の周期を知っておきましょう。

「生理痛」を我慢していませんか？

みなさんは生理痛がありますか？

生理痛で悩んでいる人はとても多いです。

そして、それを我慢してしまう人もまた多いのです。

本当に女性は辛抱強い人が多いのですが、生理痛に関しては我慢するのではなく、ぜひ治療を受けていただきたいと思います。


一般的な生理痛の場合は、鎮痛薬（痛み止め）、低用量ピルを用います。漢方薬を使うこともあります。

低用量ピルは「排卵」を止め、生理自体を軽くすることができる治療薬です。低用量ピルには以下のメリットがあります。

・生理痛を軽減する

・経血量が減る（平均で3分の1以下に減少。生理自体を止めてしまうものもある）
・生理の周期が安定する（旅行や試験、仕事と重ならないようにする）
・卵巣がん、子宮体がんなどの子宮に関する病気のリスクが減る（子宮頸がんのリスクは多少上がるが、子宮頸がん検診を受けることで、リスク回避できる）
・高い避妊効果がある

このほか、にきび・肌荒れを防止する効果もあります。

一方で、低用量ピルには不正出血、頭痛、吐き気、胸が張るなど、なんらかの副作用が出ることもあります。

こうした症状は、特に飲みはじめのうちに起こることが多く、慣れるにしたがって消えるということも多くあります（とはいえ、副作用自体、起こることはまれです）。

ピルは飲むべき？　やめたほうがいい？

ではピルは飲むべきなのか、それともやめたほうがいいのでしょうか。

私の考えでは、**総合的に判断すれば、飲むことのメリットのほうがはるかにデメリットを上回ります。**

生理中は、女性にとって実はかなりの負担です。生理痛がある人はもちろんですが、漏れを気にして何度もトイレに行ったり、白いパンツやスカートを履けないなど、おしゃれも制限されたり……。

低用量ピルで生理がグッと軽くなることで、そうした不安や不便から解放されるのですから、悩んでいる人はぜひ治療を受けていただきたいと思います。初経発来から飲みはじめても大丈夫です。ただ成長期に関係するため、月経によって日常生活が送れないなどでなければ、成長期が終わってからの内服開始をおすすめします。

また「ピルを飲むと不妊症になる」という誤解もあるようですが、まったくそのようなことはありません。むしろ、ピルは月経を正常な状態に持っていくための治療として、前向きにとらえてください。

別の側面からも、ピルを飲むことのメリットがあります。

それは「排卵を抑制した分、卵子を残しておける」ということです。最近は女性の社会進出にともなって、妊娠・出産の高齢化が進んでいます。卵子の数には限りがあるし、年齢とともに減っていってしまいます。

妊娠が遅くなるのであれば、卵子は少しでも多く残しておいたほうがいいわけです。そういう観点からも、低用量ピルの服用はメリットがあると思います。

ただ、ピルもお薬ですから、合わない人ももちろんいます。また一口に低用量ピルといってもいろいろな種類があるので、婦人科医と相談しながら合うものを探すことも大事です。

女性特有の相談しづらい悩みは、医療で解決できる

記憶に新しい「#NoBagForMe」

ユニ・チャームが2019年に提唱した「#NoBagForMe」プロジェクト。

これは生理用品を買うときに紙袋に入れられるなど、「隠す」のが当たり前とされていた生

理のことを、もっとオープンに、気軽に話し、正しい知識を持って自分に合ったケアを行うことを推進するプロジェクトです。

この「#NoBagForMe」プロジェクトを力強くサポートする存在が「フェムテック」です。

フェムテックとは、female と technology をかけ合わせた造語で、女性特有の健康課題をテクノロジーの力で解決することをいいます。

女性特有の健康課題とは、たとえば「生理痛」「ナプキンによるかぶれ・かゆみ」「デリケートゾーンのかゆみ・乾燥」「尿漏れ」「加齢による膣のゆるみ」「膣の乾燥」「性交渉の際の痛み（性交痛）」「陰部のにおい」などが挙げられます。さらに「乳がん」「妊娠・出産のトラブル」「高脂血症」「骨粗鬆症」などのリスクも抱えています。

こうしてみると、私たち女性は実にいろいろな悩みや問題を抱えて生きているものですね。女性は辛抱強いから、こうした悩みがあっても「仕方がない」と我慢してしまうことも多いのです。

でも、こうした悩みはフェムテックの力で解決できるのです。

ぜひご自分に合ったものを取り入れて、日常生活を快適にしていただきたいと思います。

「フェムケア」と「フェムキュア」

さらに「フェムケア」「フェムキュア」という言葉があります。

「フェムケア」は自分でできるセルフケア、「フェムキュア」は医療の力で問題を解決するものをいいます。

まず「フェムケア」については以下のようなものがあります。

生理を快適にする

- 吸水ショーツ
- 肌にやさしくかぶれの少ないナプキン
- 月経カップ
- 生理周期管理アプリ

更年期・プレ更年期の悩みに応える

- 更年期用サプリメント

・尿漏れケアナプキン
・骨盤ケアアイテム
・潤滑剤
・吸水ショーツ
・更年期ケアアプリ

その他のフェムケア
デリケートゾーンのケア用品、各種検査、カウンセリングなど

「女性の悩み」を根本から解決するフェムキュア

一方、「フェムキュア」はクリニックによるケアが中心です。

たとえば「膣のゆるみ」「尿漏れの治療」「感度を上げる」「性交痛を改善させる」など、**今まで人知れず悩んでいたこと、セルフケアでは限界があることも、医療の力を借りることで、根本から解決できる**のです。

以下、代表的なフェムキュアをご紹介していきましょう。

エイジングの悩みを解消する「ＰＲＰ注入療法」

再生医療の技術を膣の環境改善に応用した方法です。

自分の血液を遠心分離器にかけて「血小板」を取り出し、高濃度の血小板を膣内に注入します。

組織が若返る効果が期待でき、ふっくら、潤いのある膣を取り戻すことができます。また、Ｇスポットに注入することで、感度もアップ。尿漏れ防止効果もあります。

自分の血液を利用するので、アレルギー反応もなく、安心して施術を受けていただくことができます。

「デリケートなところに注射するなんて、痛くないの？」と思われるかもしれませんが、細い針を使うので痛みはごく軽度で、麻酔も不要です。

ゆるんだ膣を引き締める「膣ＨＩＦＵ」

ＨＩＦＵ（ハイフ）とは高密度焦点式超音波施術のこと。顔のリフトアップ施術として、ご存じの方もいらっしゃるかもしれません。この技術を膣に応用したものが膣ＨＩＦＵです。

ＨＩＦＵを照射することで、熱エネルギーの力で粘膜の下にある筋膜層がギュッと締まります。さらにコラーゲン、エラスチンの生成を促すことで弾力性をアップさせるので、ゆるんだ膣をふっくらさせ、引き締めてくれます。

尿漏れ、性交痛の改善にも効果があります。

これも膣の中に照射するということで痛みが気になるかもしれませんが、膣用の専用ＨＩＦＵなので、顔のＨＩＦＵのような痛みや「パチンパチン」といった衝撃はありません。

私が多くの患者さんを施術した感想なのですが、膣内が乾燥している方、膣内の環境が乱れている方は、痛みを感じることが多い印象があります。その場合は、照射の強度を下げて行います。

いずれにしても、麻酔が必要な施術ではありません。どうしてもという方には笑気麻酔（鼻から吸い込む麻酔）を行いますが、私の経験では今まで希望された方はいらっしゃいません。

デリケートゾーンのさまざまな悩みに対応する「レーザー治療」

膣やデリケートゾーンにレーザーを照射することで、さまざまな悩みを解消する方法です。

効果は幅広く「膣の引き締め」「尿漏れ改善」「妊娠線・肉割れ線の改善」「感度アップ」な

どがあります。

特にデリケートゾーン（乳輪、肛門まわり、小陰唇、大陰唇）の黒ずみに悩む方におすすめの施術です。

メスを使わずレーザー照射のみで行うため、痛みも最小限に抑えることができます。

その他のフェムキュア

ほかにも、次のような施術があります。

・デリケートゾーンピーリング

鼠蹊部、Ｖライン、Ｉラインなど、デリケートゾーンの気になる黒ずみをケアします。

・スソボトックス

外陰部のにおい、すそわきがの悩みに、ボトックスを注入することで、汗腺の働きを抑え、においを軽減させます。

・ヒアルロン酸注入

ヒアルロン酸を膣の粘膜下に注入することで、膣の引き締めやエイジングケア、感度アップなどの効果が期待できます。また、膣をふっくらさせてパートナーとの相性をよくします。保湿効果もあり、性交痛の改善にもなります。

・婦人科形成術

大きくなってしまっている小陰唇や副皮などを左右対称にきれいにする手術。見た目の改善もありますが、擦れて痛い、蒸れてにおいが気になる、という方にもおすすめの治療です。

フェムキュアはどこで受けられる？

フェムキュアの治療は女性の悩みを救ってくれる画期的な方法ですが、ひとつ問題があるとすれば、どこでも受けられるものではないという点です。まだまだ採用しているクリニックは多くありません。

「東京美容クリニック」では「美容婦人科」として、さまざまなフェムキュアのメニューを取りそろえていますが、クリニックによっては「婦人科」「美容外科」などで行っているところもあります。ネットなどで探してみてください。

クリニック選びについて、私からアドバイスをさせていただくなら、やはりデリケートゾーン、膣、外陰部に対する施術を行うのであれば、専門医である**「婦人科医」が対応したほうがいい**ということです。

ですから、**婦人科でフェムキュア治療を取り入れているところを探すか、美容外科で取り入れているなら婦人科医がいるところを探す**ことをおすすめしたいと思います。

それから、ひとつお願いしたいことがあります。

フェムキュアの治療を積極的に受けるのはとてもいいことだと思いますが、前提条件として基本的な婦人科検診をきちんと受けていただきたいのです。

子宮頸がんをはじめとした婦人科検診は必ず定期的に受けましょう。そのうえでフェムケア、フェムキュアを選択肢に入れていただきたいと思います。

かかりつけの婦人科を持とう

婦人科というと「どこに行ったらいいかわからない」という方が少なくないようです。

もちろん疾患のある方は通院されるでしょうが、そうでない場合、婦人科には足を向けたことがない……という方も多いようです。

しかし、健康に問題がなくても「かかりつけの婦人科」を持つことをおすすめします。たとえば「おりものがにおう気がする」「生理が遅れている」など、「ちょっと気になること」があったとき、**気軽に相談できる婦人科は心強い存在**です。できれば初潮が来たら、かかりつけの婦人科を持ってほしいと思います。

「生理は重くないから受診する必要を感じない」という人も多いのですが、生理はあるときから一気につらくなるということもあります。

できれば1年に1回は、受診してほしいと思います。

症状がない検診は自己負担ですが、「ちょっとお腹が痛い」「おりものが気になる」ということでも保険診療になります。検診で行ったとしても、異常がみつかれば保険診療になります。

とはいえ、はじめての婦人科はちょっと不安かもしれないですね。医師もやはり一人の人間ですから、相性もあると思います。

思春期のお子さんの「ファースト婦人科」は、お母さまが行っているところがいいのではないでしょうか。お母さまが通っている婦人科に「娘がこんなことで悩んでいるので、連れてきていいですか？」などと伝えたうえで、受診につなげるのがスムーズだと思います。

婦人科に行ったことがないという大人女子がどんな基準で婦人科を選べばよいかといえば、

今はネットでさまざまなことを調べられますから、**病院のホームページや口コミを確認してから受診することをおすすめします。**

私はプライベートな部位をパートナー以外の異性に見られたくないと思っているので、女医さんを選んでいます（もちろん、異性の先生もすばらしい先生はたくさんいらっしゃいますが、個人的には、どうしても恥ずかしいと感じてしまうのです……）。

女性性機能障害（ＦＳＤ）を知っていますか？

性の悩みはあきらめずに解決できる

近年、注目されつつあるのが女性性機能障害、英語の頭文字をとってＦＳＤ（Female Sexual Dysfunction）と呼ばれるものです。

ＦＳＤとは、性交渉・セックスについての苦痛や悩みがある状態のことです。

具体的には以下のようなものが挙げられます。

・オーガズムを感じにくい、感じない
・性的関心、性的興奮がなくなった
・性交痛がある

ほかにも、薬品やその他の原因による機能不全もありますが、やはり圧倒的に多いのは**「性的関心・性的興奮がなくなった」「性交痛がある」**という悩みです。

こうした悩みは、本当に何十年、何百年も昔からあったと思うのですが、**これまでクリニックで相談しても「個人差」「気のせい」などと言われてしまい、治療の対象とされないことが多かった**のです。

しかし、**ＦＳＤは治療ができる**のです。

まだまだ治療を受けられるクリニックは少ないのですが、「ＦＳＤ専門外来」を設けているクリニックもありますし、徐々にメジャーな存在になっていくと思います。

私自身、ＦＳＤの治療には力を入れており、今後ＦＳＤという言葉が一般に広がっていき、安心して相談できる場所が増えて、悩みが解決することを期待しています。

性交痛があると、満足度は下がる

痛みがある中での性的満足度（女性の場合）

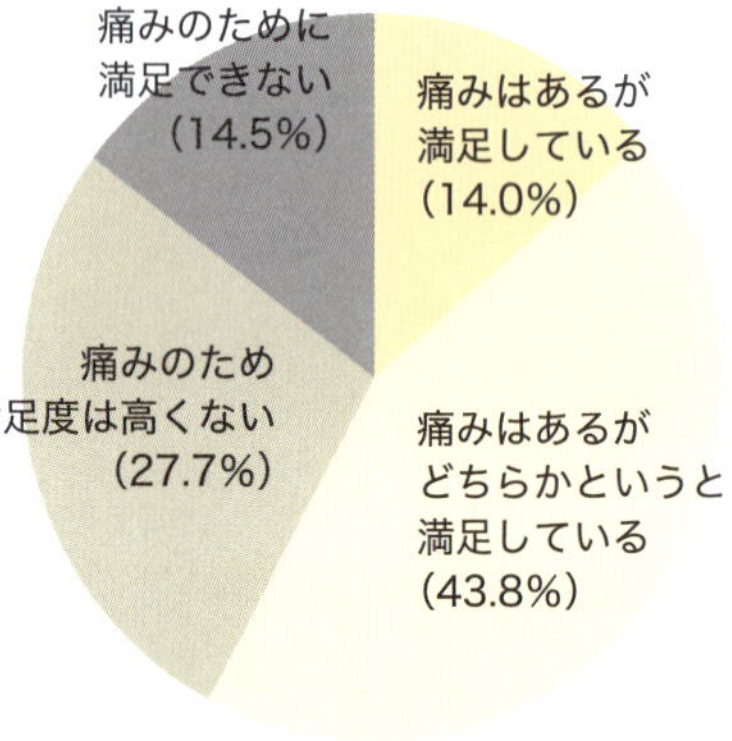

「ジェクス ジャパン・セックスサーベイ 2020」より

性交痛に悩む女性は驚くほど多い

一般社団法人日本家族計画協会家族計画研究センターが20歳から69歳の男女を対象（有効回答数5029人）に、セックスの事情を調査したデータによれば、**性交痛で悩んでいる人は、女性全体でなんと6割以上いるそうです。**

そして上のグラフのように、痛みがあると回答した人の4割以上が、セックスに満足できていないと回答しています。

性交渉時の痛みを感じている人がこれほど多いという事実。その結果「我慢する」あるいは「性交渉を避ける」という人が多いのです。

なぜ性交痛があるのかというと、膣の痙攣、膣の形状の問題、男性の形状の問題、相性などさまざまな理由があります。しかしやはり多いのは膣の乾燥で、潤滑液が十分に分泌されないことです。

性交痛は改善できる

しかし、性交痛は改善することができます。

まずは潤滑剤の使用があります。これはすでに使っていらっしゃる方も多いかもしれません。

また、先に紹介した膣ケア（特に66ページの膣口マッサージ）を続けていくと、膣の環境がよくなり、痛みが軽減されることもあります。

セルフケアでは限界があるという場合は、クリニックで治療ができます。

先に述べた「ＰＲＰ注入療法」「膣ＨＩＦＵ」「レーザー治療」をはじめ、さまざまな治療法があります。

ただし、性交痛には婦人科系の病気が隠れている場合もあります。

「最近痛むようになった」「痛みが強い」という場合は、婦人科を受診することをおすすめします。

「膣のゆるみ」に向き合うことの重要性

膣のゆるみで悩んでいる人も、実は非常に多いものです。**膣は加齢や出産によって、どうしてもゆるみがち**です。

膣がゆるむと「セックスが気持ちよくない」「パートナーから不満をもらされた」など、性交渉時の満足度の低下のほか、「尿漏れ」「お風呂で膣に水が入る」「骨盤臓器脱＊」などのリスクが高まります。

膣のゆるみに関しては、次ページで紹介する「骨盤底筋トレーニング」が効果的です。治療ももちろんできます。これも「膣HIFU」「PRP注入」「レーザー」などが有効です。

＊子宮、膀胱、直腸などの骨盤内の臓器が外に出てくる女性特有の病気

更年期からのQOLがグッと上がる骨盤底筋トレーニング

骨盤底筋は、骨盤の底にあるハンモック状の筋肉。骨盤内にある子宮や膀胱、腸などの臓器を正しい位置に保つ役割をしています。また、尿道を締めたりゆるめたりするのも、骨盤底筋の役割です。

女性は加齢や出産によって、骨盤底筋がゆるみがちです。骨盤底筋がゆるむと、尿漏れ、骨盤臓器脱、姿勢が悪くなるなどの症状が起こります。**特に尿漏れは、多くの女性が悩んでいます。**予防のためにも、日頃から骨盤底筋をしっかり鍛えていきましょう。

やってみよう！　骨盤底筋トレーニング

1. 膣と肛門をギュッと締めて、ゆるませる
2. ①を10回繰り返し、最後に締めた状態で10秒間キープする
3. ①、②を3セット行う

コツは、膣と肛門を胃に向かってギュッと引き上げるイメージで、思いきり締めること。最初は10秒間のキープがなかなか難しいと思います。

患者さんにもやっていただくのですが、3秒とか5秒ぐらいで終わってしまう方がほと

んどです。最初は3秒でも、続けるうちにだんだん長くできるようになります。

それから排尿時に「途中で尿を止める」ことも、骨盤底筋を鍛える効果があります。

逆にいえば、排尿を止めようとしても止められない場合は、骨盤底筋がゆるんでいる可能性があります。

骨盤底筋は、何歳からでも鍛えれば必ず効果があります。

ぜひ、日々の習慣にしていただければと思います。

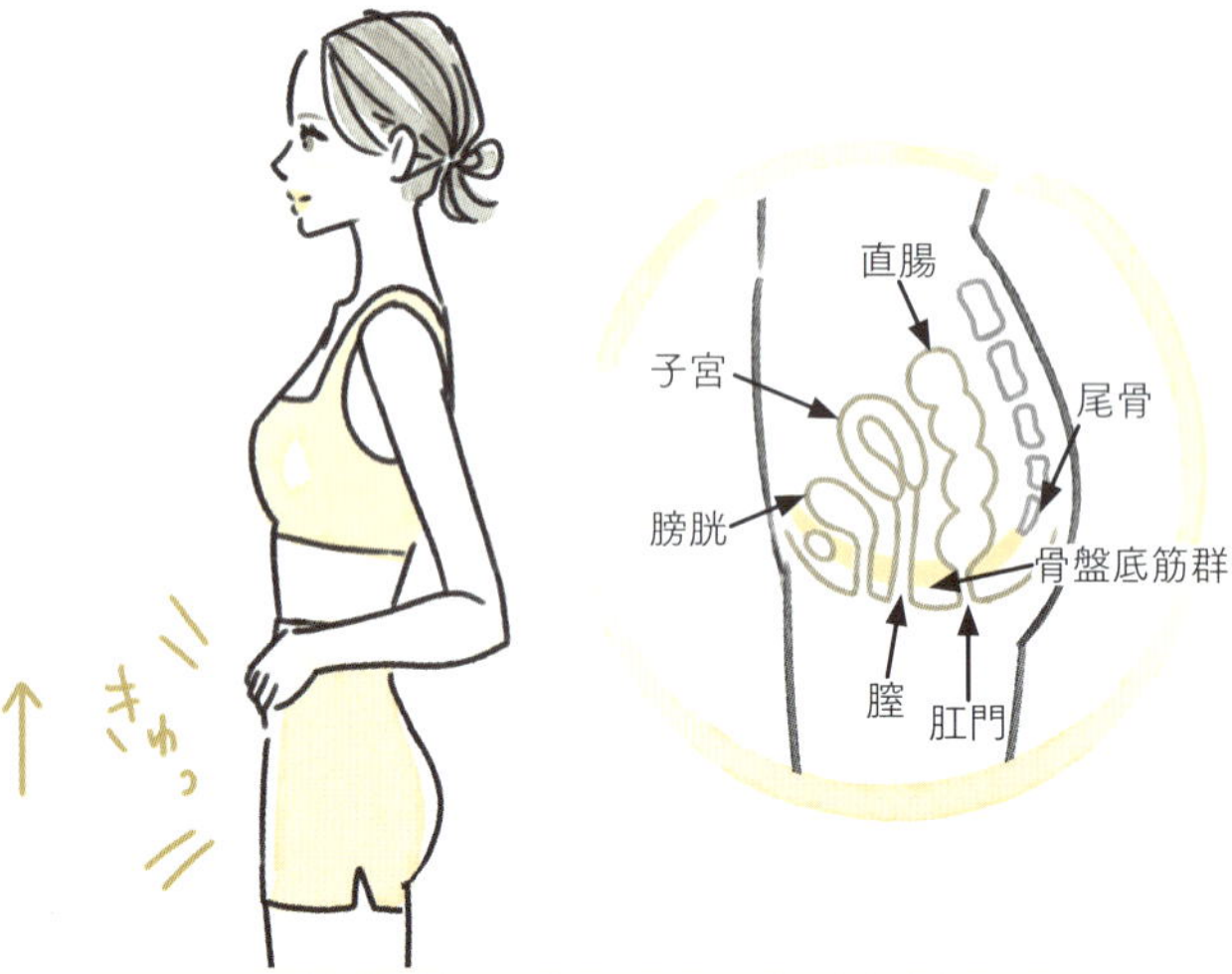

セックスは大事なコミュニケーションツール

性欲は誰にでも普通にあるもの

「性交痛」「膣のゆるみ」の治療の話をしましたが、「治療をしてまで性行為を楽しむなんて」という意見もあります。

しかし、人間であれば、性欲は食欲や睡眠欲と同じように存在するものです。

「お腹が減った」「眠い」は堂々と言えるのに、性欲だけ隠すというのも、不自然です。

もちろん場をわきまえず話すことではないけれど、もっと性に対してオープンになっていいのではないでしょうか。

特に、**セックスはパートナーとの大事なコミュニケーションツール**です。

やはりセックスは会話したり、一緒に出かけたりということ以上の深い絆が生まれるものです。それは何歳になっても同じだと思います。

女性もちゃんとセックスを楽しむ意識を持っていいのです。

悩みや不自由なことがあれば解消しましょう。そのために医療があるのです。

セックスは最高のスキンシップだし、前述のようにオーガズムを得ることでオキシトシンも分泌され、より幸せ感がアップします。

妊娠を望まないなら避妊はマストです!

この令和の時代でも、男性は経験人数が多いことを誇らしげに吹聴するけれど、女性は経験人数が多いとイメージがよくないという風潮があります。でも、別に女性も自然な欲求に従ってセックスをするのは全然かまわないと思います。

ただ、そこで気をつけてほしいのは、きちんと自分を守る手段を持っておくということ。

性交渉には妊娠、病気のリスクがつきものですから、**しっかりとした危機管理が必要**です。

特に**産婦人科医としては、避妊を男性任せにしている人が多いのが気がかり**です。

流産や堕胎はやはり心身の傷となってしまうので、望まない妊娠は避けてほしいのです。

避妊は**コンドームという人が多いのですが、コンドームだけではどうしても失敗率が高いので(失敗率は15%といわれます)、ピルも併用してほしい**と思います。

ピルについては75ページで述べています。やはり話のしやすい、かかりつけの婦人科があると、相談して処方してもらいやすいと思います。

セルフプレジャーアイテムで性生活を豊かに

「セックスを楽しむ」といっても、**必ずしも相手が必要なわけではありません。**

最近では**女性が積極的に楽しめるセルフプレジャーアイテム**もたくさんあるので、そういったものを活用して自分で楽しむのもおすすめです。

女性用のセルフプレジャーアイテムの進化には、目を見張るものがあります。

デスクの上に置いておけるような小型のマッサージ器や、クリトリスの吸引機能のついたバイブレーターなど、色も形もかわいらしいものだったり、スタイリッシュだったり、持っていて抵抗のないものばかりです。

挿入するのはちょっと不安ということなら、**「あてがう」からはじめてみましょう。**

こうしたセルフプレジャーアイテムは、パートナーと一緒に楽しんでもいいのです。

パートナーによっては挿入が難しかったり、持続できなかったりする場合もあるでしょう。

そんなときにセルフプレジャーアイテムを活用すれば、お互いに満足度がアップするはずです。セックスレスのカップルにもおすすめです。

セックスレス解消はスモールステップで

セックスレスで悩んでいる人は本当に多いです。何年、中には何十年もセックスレスの状態が続いているというケースも珍しくありません。一度「レス」になってしまうと、お互いに「たまには……」と思っても、なかなか言い出せないということも多いようです。

その場合は、いきなり性交渉を求めるのではなく、スキンシップからはじめてみてはいかがでしょう。41ページで述べた**ハイタッチからはじめ、手をつなぐ、ハグをするなど、少しずつ触れ合いを深めていく**のです。

触れることでオキシトシンが分泌され、お互いに幸せ度が増し、自然な流れでセックスレスが解消できるかもしれません。

できることなら、性に関する不満や希望をパートナーと率直に言い合える関係が好ましいと思います。

産む？ 産まない？ 人生のターニングポイント

いつ産むかという選択肢

30代は「産むか・産まないか」のターニングポイントだと本書の冒頭で述べました。

もちろん、産む・産まないはみなさん、それぞれの選択です。

仕事やキャリアとの兼ね合いを考えるのであれば、若いうちに産んで、その後キャリアを積むという考え方もあるし、ある程度のキャリアを積んで「戻れる場所」を確保してから産むという選択もあります。

医学部時代、私はある先生に「産むんだったらもう、在学中に産んじゃいなさい」と言われたことがあります。そのときは「え!? それは無謀では？」とびっくりしたけれど、後になってから、それもひとつの選択肢としてありだなと納得しました。

体力のある若いうちに産んでおけば、30代、40代がラクです。キャリアを積んで30代半ば以降に産む場合は、体力的にはどうしてもきつくなります（もちろん個人差はありますが）。また、キャリアを積む時期に育児が重なれば、周囲に遅れをとってしまうことにもなります。

やはり社会に出て自分自身のこと以外に責任を負わなければならないときに育児をするのは、なかなか大変です。

とはいえ、**産む前にやりたいこと、自分の好きなことをやっておくことも大事**だと思います。子どもを産んだ後は、どうしても自分の時間がなくなります。「あれをやっておけばよかった」と後で後悔しないように、産む前にやりたいことを全部やっておくことが、今後の自分ためになると思います。

産むなら早いほうがいい

「産婦人科医として」のアドバイスをさせていただくなら、**出産は絶対に早いほうがいい**です。結婚は何歳でもできるけれど、**出産にはタイムリミットがあります。**人間も動物です。

今は高年出産（高齢出産）をする人も多いけれど、**年齢が高くなればなるほど、妊娠率が落ちたり、流産や難産など出産のリスクが高くなったりするのは間違いのないこと**です。

「芸能人が45歳で産んだ」などというニュースがあると、「自分は30代だからまだまだ大丈夫」と思ってしまうかもしれないけれど、45歳での妊娠・出産は奇跡に近い確率といっても過言で

年齢が上がれば妊娠率は下がり、流産率は上がる

年齢と妊娠率・流産率

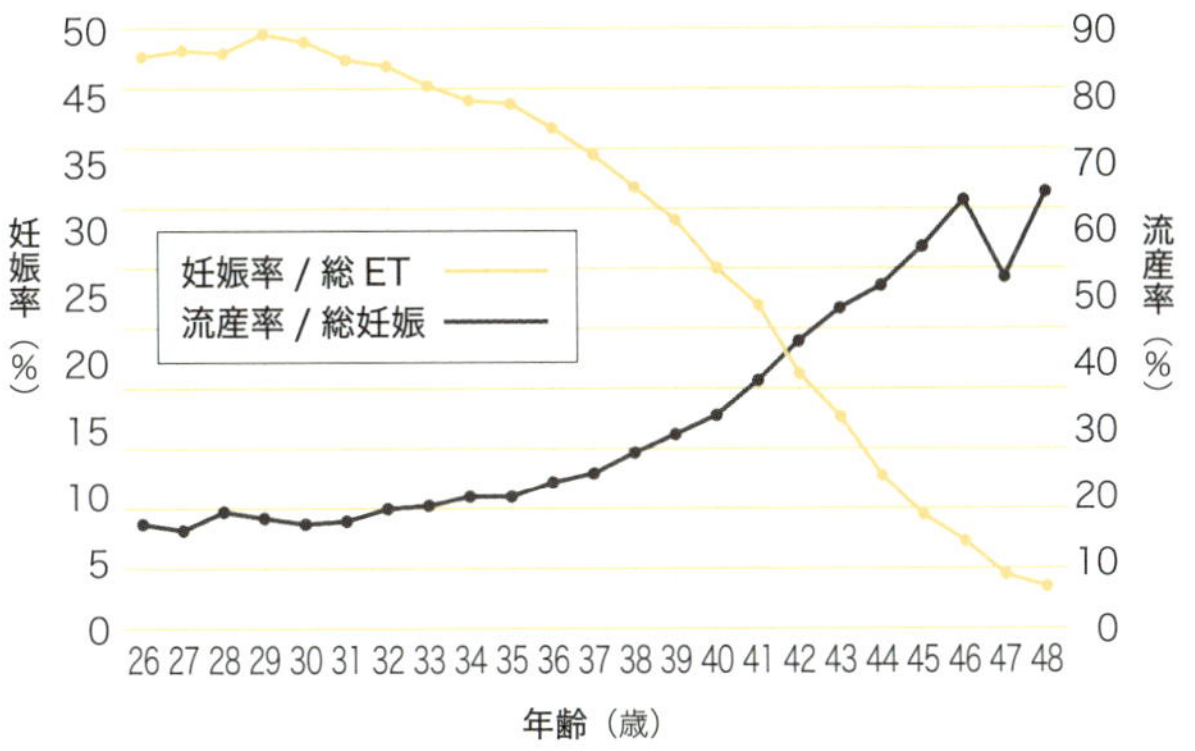

妊娠率 / 総 ET：すべての胚移植のうち、妊娠に至った割合
流産率 / 総妊娠：すべての妊娠のうち、流産に至った割合
日本産科婦人科学会「ART データブック（2021）」より

はありません。

女性の体は、30代からどうしても変わっていきます。

日本生殖医学会のデータによれば、妊娠のしやすさは35歳からはガクッと落ちて、40代に入るとみるみる下がってしまいます。

一方で、流産率は年齢とともに上がっていきます。また難産になったり、障害のある子どもが生まれる確率も高くなります。

それからこれは産婦人科医としての経験、そして私自身の経験からもいえることですが、**産後の回復力は、20代と30代では全然違います。**20代と40代ならばもっと明らかな差が出ます。

生物学的なことを考えるなら、出産は若いほうがリスクが少ないな、というのが私の率直な

感想です。

✦ 高年出産に備えるために……

もちろん、誰もが若いうちに産めるわけではありません。いろいろな事情で産むのが遅くなってしまう人もいるでしょう。**精神面・経済面において安定的な子育てができるといった高年出産のメリット**も、もちろんあります。

そして何より、何歳であっても「産む」ということはすばらしいことだと思います。出産の現場にいると、生命の誕生というのは、いつなんどきでも感動です。

もし今現在、結婚の予定がない、パートナーがいないなど環境が整っていないけれど、将来的に子どもを持ちたいのであれば**「卵子凍結」という方法**もあります。**若い卵子のほうが妊娠の確率は上がるので、1日でも若いうちに凍結しておくことで、高年出産に備えることができます。**

実際に若いうちに卵子を凍結しておいて、一定期間キャリアを築き、環境が整った時点で妊娠・出産に挑むという人は確実に増えています。

卵子を単独で凍結する場合と、精子と受精させた受精卵として凍結する場合の2種類があります。受精卵として凍結したほうが妊娠率は上がります。受精卵の場合はパートナーの同意が必要になります。

ただ、もちろん費用はかかりますし、卵子を取り出すにあたっての身体的な負担もあります。また、凍結したからといって、妊娠・出産が保証されるわけではありません。総合的に考えて判断しましょう。

Part 4

まとめ

- 生理痛やPMSなど、生理の悩みに対してはさまざまなアプローチがある
- 生理や性にまつわる悩みには、自分でできる「フェムケア」と、医療の力で問題を解決する「フェムキュア」がある
- フェムキュアには、PRP注入療法、膣HIFU、レーザー治療などのアプローチがあり、女性の悩みに寄り添う治療は日々進化している
- 性交痛がある、オーガズムを感じないなどの悩みを持つ人は意外に多いが、フェムキュアによる治療法も有効
- まずはかかりつけの婦人科を持つことが大切

Part 5

大人女子は忙しい。でも「きれいをあきらめる」のはもったいない

きれいは、ちょっとしたことから

30代の大人女子は忙しいが……

できればきれいでいたいけど、日々忙しくて時間がないし、そもそも疲れると見た目を気にする余裕もなくなる……。

これが30代女子のリアルかもしれません。

もちろん「外見も美容も気にしないのが自分流」という考え方も全然ありだと思うし、誰もがおしゃれや美容に興味を持つべきというわけではありません。

ただ、私が思うには、見た目はやはり気にしたほうがいいと思います。

仕事をしている・いないにかかわらず、誰しも人との交流は必ずありますよね。

人は見た目が90％などといわれるように、**人と会ってコミュニケーションをとるとき、「見た目」の影響はかなり大きな割合を占めている**と思うのです。

だらしない格好をしている人と、きちんと身ぎれいにしている人と、どちらと関わりたいかといったら、やはり身ぎれいな人のほうがいいですよね。

もともときれいな人なのに、スキンケアをサボっている人、髪が乱れている人、清潔感のない人を見ると「もったいないな……」と思ってしまいます。

女性は**「きれいでいよう」という意識を持つだけで背筋が伸びるし、心の持ちようにも影響する**と思います。
そうすると、まわりの対応も変わってくるし、それによってまた自分の気持ちも前向きになって、いい循環が起こると思っています。やはり「きれい」は大事です。

「きれい」の決め手は清潔感！

では「きれい」とは何かということなのですが、私の考える「きれい」は、ゴテゴテにおしゃれをするとか、高価なものを身につけることではなく、**清潔感**です。清潔感のある身だしなみ、清潔感のある服装です。

私のまわりにも、何歳になってもとてもきれいな人がいます。

その人たちを見ていると、やはり決め手は清潔感にあると思います。決して無理な若づくりをしたりとか、着飾ったりとかではないのです。

清潔感があれば、何歳になってもきれいでいられると思います。

そして清潔感において決め手となるのは、お肌のコンディションだと思います。肌がくすんでいたり荒れたりしていると、どうしても清潔感・きれいは失われてしまいます。

私は**お肌やお顔をきれいにすることは、お部屋の整理整頓と同じ**だと思っています。

そういう美意識が形になり、お肌の状態に表れるのではないでしょうか。

最初は「ちょっとやってみようかな」でいい

肌や髪をきれいにしようと思ったら、お手軽に何かを塗るとか、化粧品を変えるといった表面上のことだけではダメで、**食事、睡眠、運動と、生活全般を見直す必要**があります。

でも、それは特別なことをする必要はなくて**「ちょっとの見直し」でいい**のです。

私の患者さんでも、最初は「美容には全然興味がない」と言っていた方が、プラセンタ注射を受けに来てくれたことがきっかけで、「シミもとってみようかな」と興味を持ちはじめ、少しずつ美容医療も取り入れながら、どんどんきれいになっていくというケースをたくさん見てきました。

きっかけは美容医療でなくても、なんでもいいのです。

「ちょっとやってみようかな」という気持ちが大事です。

そしてそれが日々の習慣になっていけば、必ず変わっていきます。

きれいは生活習慣でつくられるのです。

私が実践する「きれいのための生活習慣」

私が行っている、きれいのための習慣をお話ししましょう。

毎日忙しいので、大したことはしていませんが、**時短、簡単**という観点から見ていただければと思います。

まずは**睡眠ですが、これだけはどんなに忙しくてもしっかりとる**ようにしています。夜10時には寝て、起床は6時です。たまにネットフリックスなどを観てしまい、夜ふかしをすることもありますが（笑）。

睡眠時間が足りないとお肌に響くし、仕事のパフォーマンスも落ちてしまうので、どんなに忙しくても睡眠時間は犠牲にしません（以前は当直ばかりで1日3時間しか寝なくても大丈夫でしたが、30代後半になるとやはり体へのダメージが明らかに違います）。

熟睡するためのコツとしては、就寝前の3時間はテレビを見ないこと。うちは子どもにも、あまりテレビを見せません。

その代わりというわけではありませんが、ゆっくりお風呂に入ります。

シャワーだけではなく、**必ず湯船につかります。**お湯は39度か40度のぬるめ。夏はミント、冬はショウガ系のバスソルトを使うこともあります。私の影響で子どもたちもすっかり長風呂になってしまいました（笑）。

ぬるめのお風呂にゆっくりつかるとリラックスできて、それだけで安眠効果があります。

また、就寝前の飲酒はしません。寝酒は安眠のためには逆効果です。お酒は飲みますが、夕食時に1杯程度です。

◆産婦人科医が「卵」にこだわる理由

きれいのためには、食事も重要です。

私は子どもの頃から健康に対する意識の高かった親から「食べたものが身になる」と言われて育ったせいもあり、口にするものをとても大切にしています。

といっても、特別なことをしているわけではなく、**実践しているのは1日3食バランスよく食べること、なるべくなら無添加でオーガニックな素材を選ぶ**といったことです。

気をつけているのは、**糖分を過剰に摂らないこと**です。すぐにきびができてしまうので……。

タンパク質はなるべくお肉よりもお魚や大豆から摂るようにしています。朝食には毎日ゆで卵を食べます。

卵にはちょっとこだわりがあります。産婦人科として人間の卵を扱っているので、いかに卵に生命の源が凝縮されているか、身をもって感じているからです。平飼いのいい環境で育った鶏の卵を取り寄せています。

野菜はなるべく、オーガニックのものを選びます。時間があるときは、子どもと一緒に買い物に行きます。どんな種類の野菜があって、どこから運ばれてくるのかということを知るのも勉強になると思うからです。

それから、**納豆やヨーグルトなど発酵食品を意識して多く摂ります。**ヨーグルトもいろいろな種類があってどれがいいか、迷ってしまいますよね。ひとつの基準として「お通じによい影響があるかどうか」という視点で選んでみましょう。

お通じは1日1回、しっかりしたバナナ便が出ることが正常です。

そのヨーグルトを食べることでお通じはどうなったか照合しながら、自分に合うものを選んでください。

忙しい人におすすめの「ながら美容」「ついでエクササイズ」

日常の中に美容やエクササイズを取り入れる

私はクリニックと病院の理事長を兼任し、もちろん臨床もこなしながら、子育てや家のこともあるので、常に時間に追われ、ジムに行くまとまった時間などはとれません。そのため、仕事や家事の合間にできる「ながら美容」や「ついでエクササイズ」を実践しています。

本当のことを言うと、あまり運動が好きではなかったりするので、いかに日常生活の中で鍛えるかを考え出しました。エクササイズについては、「ずぼらエクササイズ」と言ってもいいと思います（笑）。

誰でも簡単にできるので、みなさんも仕事や家事の合間にぜひやってみてくださいね。

「歩き方」で美しい脚をキープ

「脚の形って、日々の歩き方で変わるんだ」と認識したのは中学生のときでした。スポーツ選手の脚を見ると、スポーツによって脚の形に特徴がありますよね。つまり、どの筋肉をよく使うかによって、脚の形は変わってくるということ。ということは、日々の歩き方で筋肉の使い方を変えれば、美しい脚になれるのでは？と考えたのです。

それからというもの、**歩き方は常に気をつけています。**気をつけるというより、それがもう当たり前になってしまっています。

1日の歩数って、何千歩、何万歩になりますよね。それを**毎日、毎年続けるのだから、脚の**

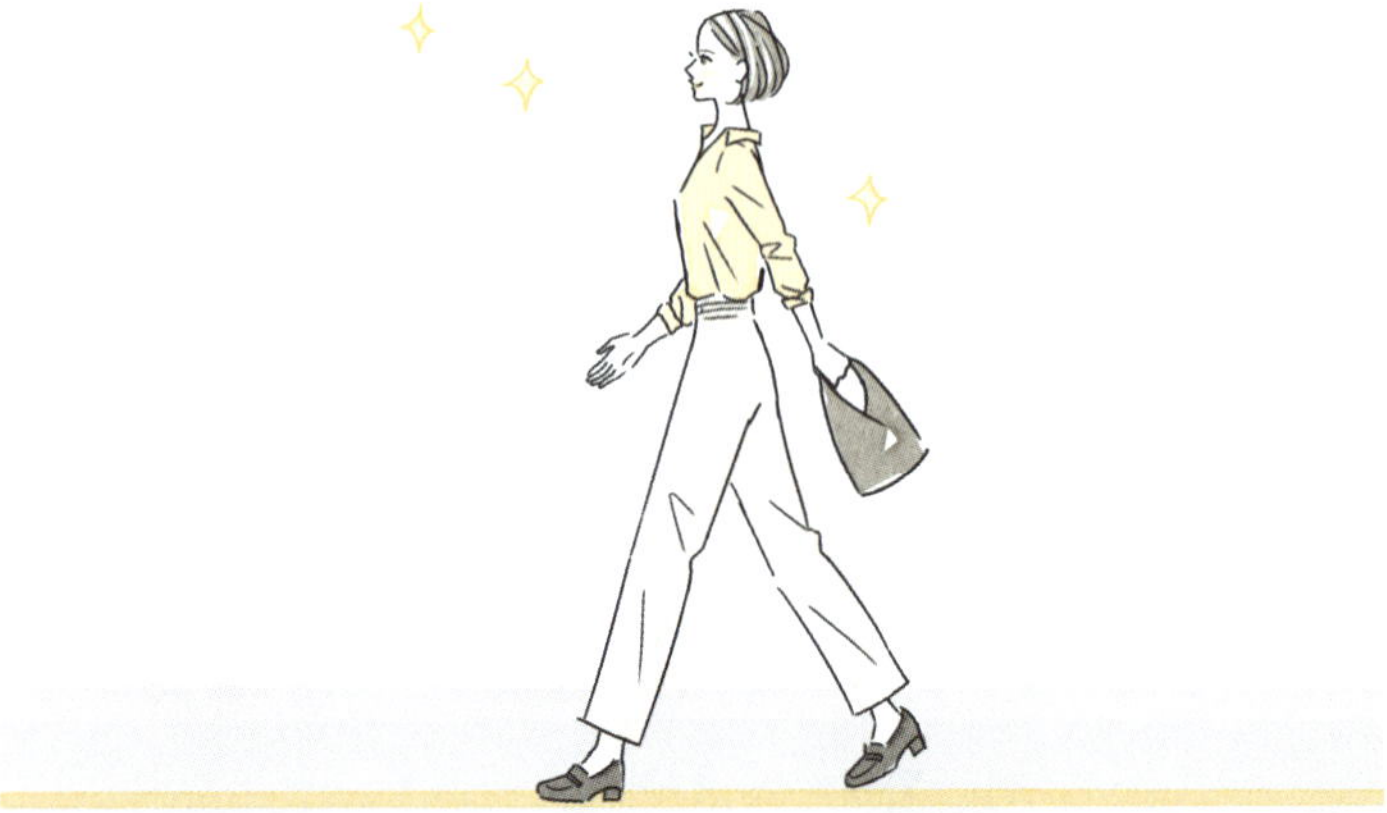

形、筋肉のつき方に影響がないわけがないと思うのです。

まずは**姿勢を正して、足を一歩踏み出したら、かかとから着地します。**

かかとからつま先に体重移動して、小指から親指へと徐々に力をかけていくイメージで、親指と小指のつけ根で地面をつかんで蹴るような気持ちで足を離します。

そして一本の線の上を歩くようなイメージで、足を交互に運んでいきます。

歩幅は大きめに。大股のほうが、股関節がしっかり伸びます。

靴はペタンコすぎるものより、少しヒールがあったほうがいいと思います（高すぎると体重移動をしにくいので、低めのヒールがおすすめ）。

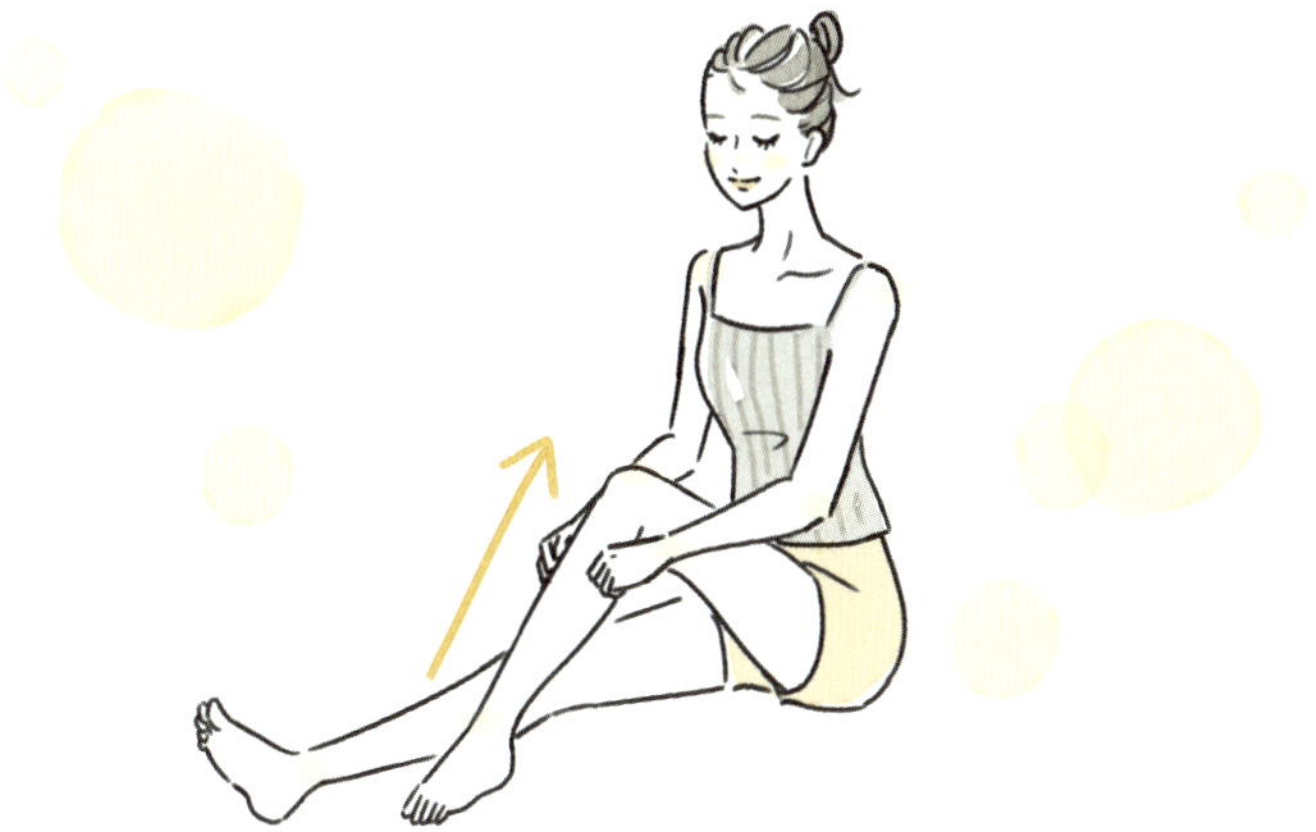

むくみを解消！ 1日の終わりに「脚のマッサージ」

長時間立ったり歩いたりして脚が疲れたときは、1日の終わりにマッサージをして脚をいたわります。

難しいことは何もなく、**手を「グー」の形にして、両側から挟んで押すだけ。**下から上に向かって、少しずつ位置を変えながらほぐしていきましょう。簡単なマッサージですが、とても気持ちがいいし、気持ちもほぐれるような気がします。

マッサージができないときは、寝る前に脚を上げたりするなど、血流をよくしてむくみを改善するようにしています。

「どこでもジム」で時短エクササイズ！

日常生活の中でちょっとしたタイミングを見つけて、体を動かすようにしています。

私は車移動が多いのですが、**駐車場では目的地から少し離れた場所に停めて、小走りで移動**します。車を日常的に使うと、どうしても歩く機会が少なくなりがちなので、この方法はおすすめです。

電車に乗ったときは、座らずに立ちます。**電車の揺れに耐えることは、体幹やバランス力を鍛えるために効果的**なのです。ただ、危ないので吊り革は必ず握ってください。体重をかけないよう、軽く持つだけにするのがコツです。

駅やビルの中での移動は**なるべくエスカレーターやエレベーターを使わず、階段を使います。**高いヒールを履いているとき以外は、階段を一段飛ばしで上がることも（笑）。太ももをしっかり上げることで、ハムストリングスなど下半身のいろいろな筋肉を鍛えることができます。

デスクワークで座りっぱなしという人は、お手洗いは階段で別の階に行くという習慣もいいと思います。

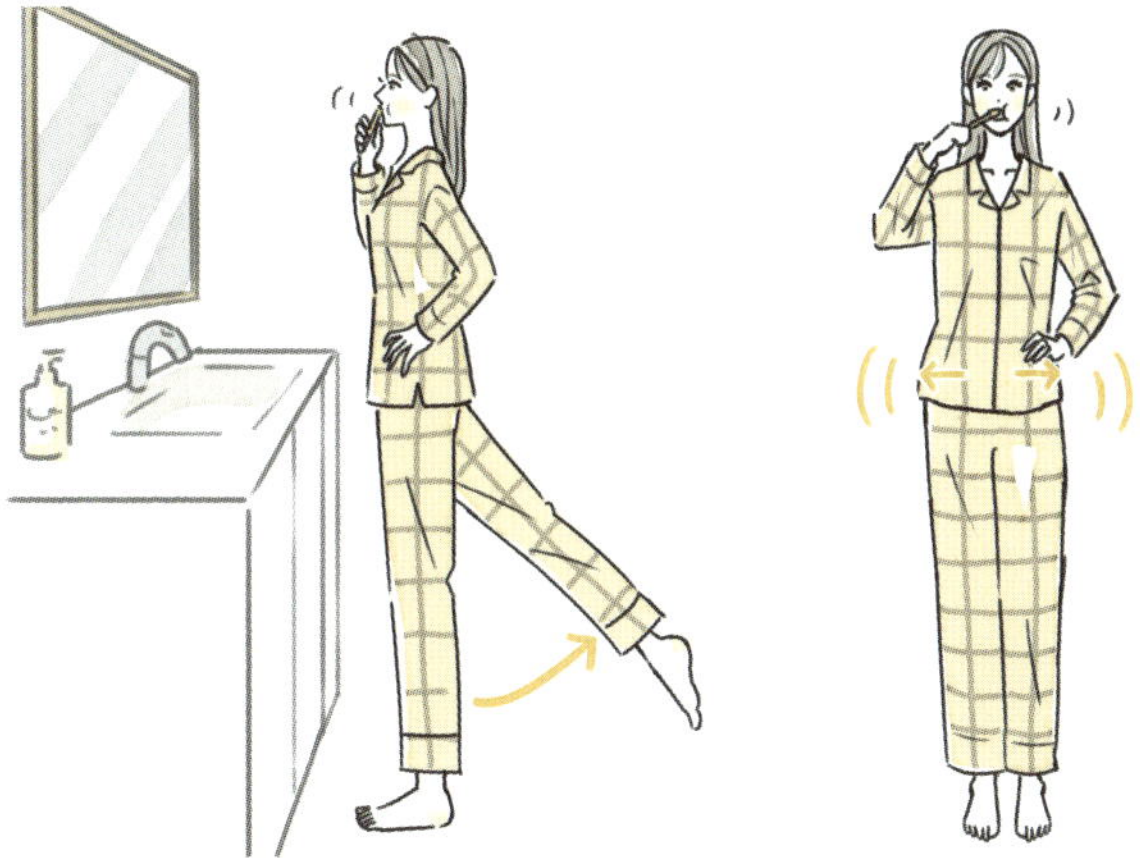

歯磨きしながらシェイプアップ

歯磨きをしている間に、腰を左右に振ります。

お腹にしっかり力を入れて腹筋を使い、「腰だけ」を動かすのがコツです。上半身とひざから下は動かしません。これは**ウエストのシェイプアップに効果的**です。

歯磨きは洗面所で行うので、鏡を見ながら確認しましょう。

次は、脚をバレリーナのように後ろに伸ばします。脚はまっすぐ、ひざを曲げないのがコツです。お尻の筋肉を鍛えられるので、ヒップアップに効果的です。

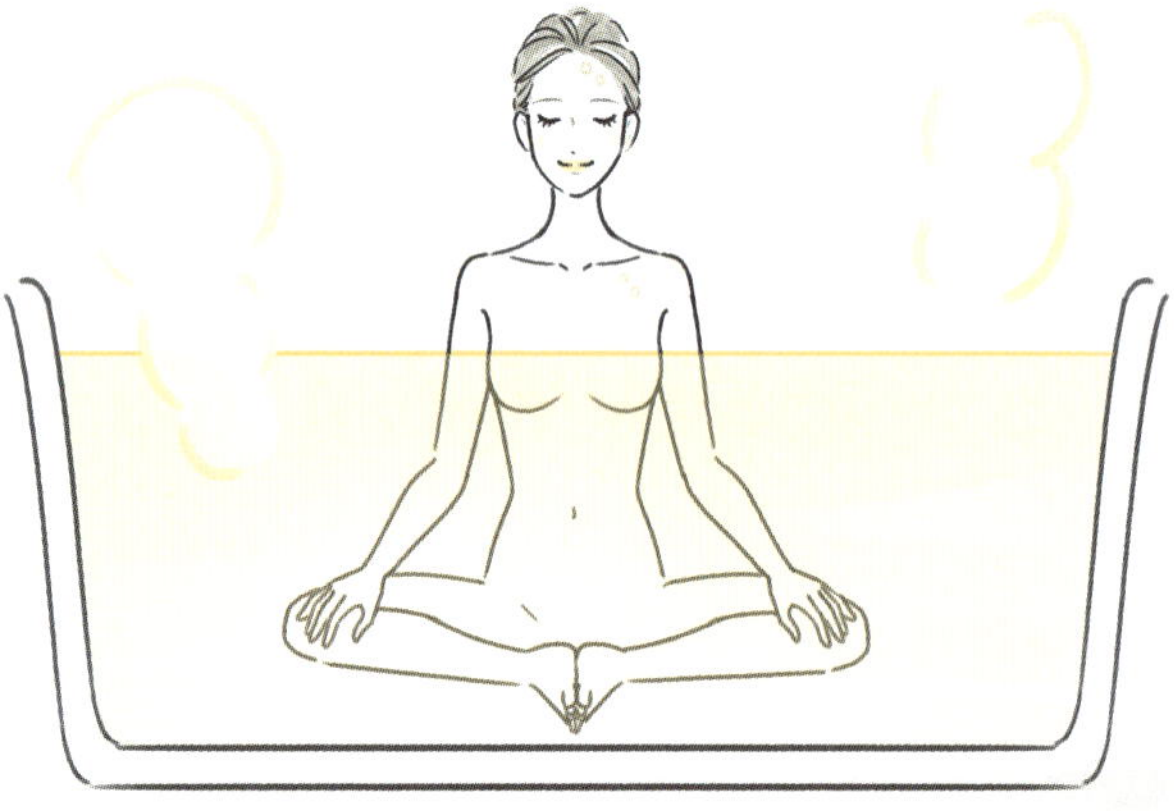

お風呂で股関節をゆるめるストレッチ

お風呂は時短美容の絶好の機会。私はバスタイムにマッサージやストレッチを行っています。

よくやっているストレッチは、**バスタブの中であぐらをかくように座り、両足の足の裏をぴったり合わせて、両ひざを開くもの。「股関節をゆるめるストレッチ」**です。

股関節は「夜はゆるめて、朝は引き締める」のが体のためにはいいのです。引き締めストレッチについては次で紹介します。

お風呂は体が温まってやわらかくなっているので、ストレッチにはもってこい。毎日続けると、本当に体がやわらかくなっていきますよ。

また、マッサージもお風呂で行えば時短で

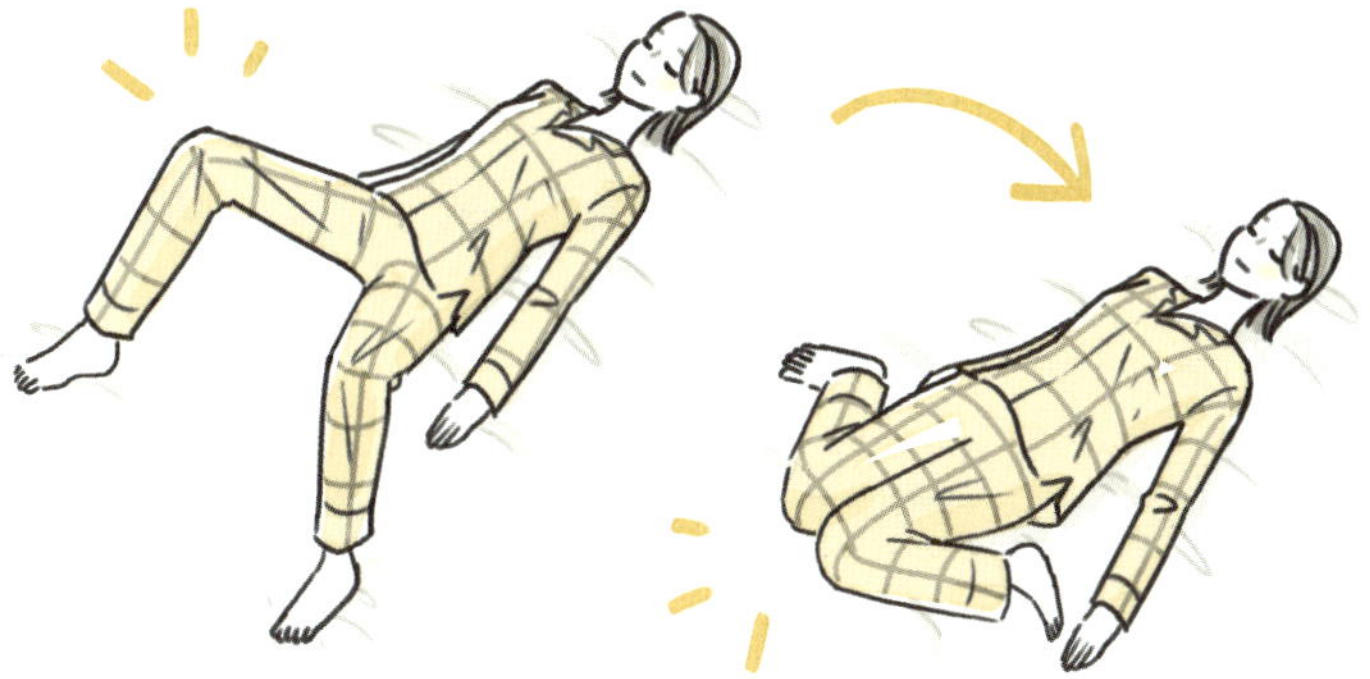

す。これまで紹介した「鼠蹊部のマッサージ（44ページ）」「膣口マッサージ（66ページ）」「脚のマッサージ（115ページ）」も、お風呂でリラックスした状態で行えば、より効果がアップします。

寝床でストレッチタイム

朝は起床前に**「股関節を引き締めるストレッチ」**を行っています。

寝たままの状態で脚を開いて立てます。ひざをぴったりつけ、ひざを離さずに上半身を脚のほうにずらすようにしながら、ひざの位置を下げていきます（床にひざが完全につかなくても大丈夫です）。

最初は10秒ほど、慣れてきたら1分ほどキー

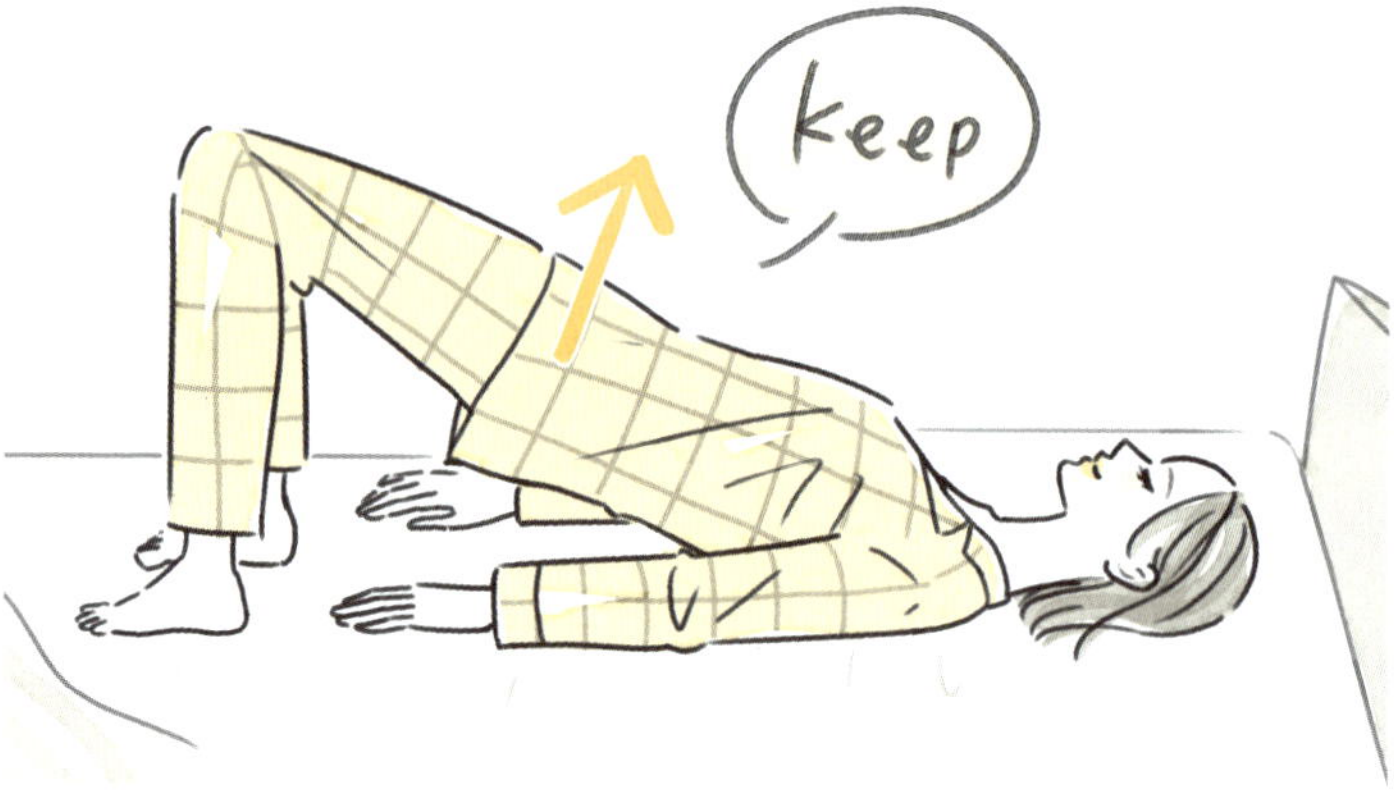

プしてください。

やってみるとわかると思いますが、最初のうちは意外と痛いです。でも、続けるうちにラクにできるようになっていきます。

もうひとつは骨盤底筋を鍛え、なおかつお尻、太ももの引き締め効果もあるストレッチです。

寝たままの状態で、脚を肩幅ぐらいに開いてひざを立て、お尻をグッと持ち上げます。腰が反らないよう注意しましょう。

10回やって、10回目は10秒キープ。これをできれば3セット行います。

これは朝、晩など、いつ行ってもOKです。

Part 5

まとめ

- きれいの決め手となる最重要ポイントは「清潔感」
- 大切なのは睡眠をとる、湯船につかる、バランスよく食べるなどの「当たり前」の生活習慣
- 忙しい大人女子は「ながら」「ついで」でできる美容・エクササイズ習慣を取り入れよう

おわりに

医師になったときに、父に言われたことがあります。

「医師免許を取ったからには、とにかく目の前の人を助けなさい」

「どんな患者さんでも、自分の家族だと思って接しなさい」

「医師は金儲けのためにやるものではない。お金は後からついてくるもの」

これらの言葉を、私は今も大切にしています。

父は大学に進学したかったのに家庭の事情であきらめ、自分で事業を起こし、それなりの成功を治めた実業家です。

自分ができなかった分、子どもたちにはしっかり勉強をして社会に役立つ人に育ってほしいという思いが強かったのだと思います。

ですから、ことあるごとに「世のため人のために尽くしなさい」と言われました。

「努力をすれば、その結果は後から必ずついてくる」というのも、父にいつも言われてきたことです。

子どもの頃は理解できなかったけれど、勉強も、社会に出てから取り組んだことも、過去に頑張ってきたことが、今の自分を支えていると感じます。

そういう意味で、今こうして医師として、そしてたくさんのスタッフをまとめるクリニックの代表として、曲がりなりにもやってこられているのは、過去に頑張って積み重ねてきたもののおかげだと思っています。

でも、もちろん道はまだ途中です。

これからもやっていきたいことはたくさんあるし、医師としてももっともっと精進していきたいと考えています。

残念ながら、父は本書を出版する前に他界してしまったのですが、あの世からも「もっと努力しなさい」と常に叱咤激励されているような気がします。

父に恥ずかしくない生き方をしていきたい、胸を張って報告ができる生き方をしたいと常に身を引き締めています。

本書を上梓するにあたり、まずは本を出版するということに協力してくれた夫に感謝いたします。夫がいなければ、産婦人科医、美容皮膚科医になることもなく、また子どもたちに恵まれることもなく、現在のような人生を歩むこともなかったと思っております。

今、このような考えで生き、歩んでいられるのも、私を支えてくれた家族あってこそです。本書の中にところどころ登場する父も、私にとっては大きな影響力のある人でした。今の私の考え方は、父の存在が礎になっているといっても過言ではありません。

また、母や兄弟はいつも私を支えてくれ、ときには励ましてくれたりと、それこそオキシトシンが出るようなたくさんの言葉かけをしてくれました。とても感謝しています。

本書の出版にあたり、現代書林の松島一樹社長が私を見つけてくださいました。出版するべきだとおっしゃっていただいたことが、本書を執筆するきっかけとなりました。ありがとうございます。そして編集協力の高橋扶美さん、山崎潤子さん、デザイナーの市川さつきさん、イラストレーターのｍｉｙａさんのおかげで、素敵な本になりました。感謝しております。

この本が読者の皆様の人生にとって、少しでもお役に立てればと思っております。

どれほど長く診療を続けても、直接お会いできる患者さんの人数は限られます。書籍という形を通して多くの方へ私の思いや考えをお伝えし、「ずっと悩んでいたけれど、自分だけじゃなかったんだ」「私もこうしてみよう」など、ちょっとした気持ちの支えとなり、皆様のよりよい変化につながることができれば、とてもうれしく思います。

ささいなきっかけが、大きな変化を生むこともあります。本書がそのささいなきっかけのひとつとして、皆様の人生に寄り添えるよう、心から祈っております。

2024年9月

医療法人財団小畑会浜田病院・東京美容クリニック理事長
山村菜実

子宮《しきゅう》を愛《あい》してあげよう

2024年11月20日　初版第1刷

著　者 ―――――― 山村菜実《やまむらなみ》
発行者 ―――――― 松島一樹
発行所 ―――――― 現代書林
〒162-0053　東京都新宿区原町3-61　桂ビル
TEL／代表　03(3205)8384
振替00140-7-42905
http://www.gendaishorin.co.jp/

デザイン ―――――― 市川さつき
イラスト ―――――― miya

印刷・製本　㈱シナノパブリッシングプレス
乱丁・落丁本はお取り替えいたします。

定価はカバーに
表示してあります。

ISBN978-4-7745-2030-8 C0047